D1620598

Heidelberger Wegweiser

Wegweiser Gesundheit

Hertha Hafer

Die heimliche Droge – Nahrungsphosphat

Ursache für Verhaltensstörungen,
Schulversagen und Jugendkriminalität

Mit einer Einführung von
Wiltrud Wehner-Davin und Bernd Wehner

6., neubearbeitete Auflage

 Hüthig Verlag Heidelberg

Anschrift der Autorin:

Hertha Hafer
Altenwohnstift Frankenhöhe
Am Kelterweg 1
55129 Mainz

Die Deutsche Bibliothek – CIP-Einheitsaufnahme

Hafer, Hertha:
Die heimliche Droge – Nahrungsphosphat : Ursache für Verhaltensstörungen,
Schulversagen und Jugendkriminalität / Hertha Hafer. Mit einer Einf. von
Wiltrud Wehner-Davin und Bernd Wehner. – 6., neubearb. Aufl. –
Heidelberg : Hüthig, 1997
    (Heidelberger Wegweiser : Wegweiser Gesundheit)
    ISBN 3-7785-2577-8

© 1998 Hüthig GmbH, Heidelberg
Originalausgabe (1.–4. Auflage) im Kriminalistik Verlag Heidelberg
6. Auflage im 61. Tausend
Satz: Mitterweger Werksatz GmbH, Plankstadt
Druck: Clausen & Bosse, Leck

ISSN 0931-0959
ISBN 3-7785-2577-8

Vorwort zur 6. Auflage

Als ich vor 20 Jahren den Entwurf zu diesem Buch Herrn Dr. *Mergen*, Professor für Kriminologie, übergab, um seine Meinung dazu zu hören, hatte ich keine Ahnung, daß dieses Buch fünf Auflagen überleben würde. Es ist Herrn Professor Dr. *Armand Mergen* zu danken, daß es erscheinen konnte.

Nun in seiner 6. Auflage kann ich sagen, daß sich alle meine Feststellungen nicht nur bestätigt haben, sondern das Gebiet der Anwendung hat sich ungeheuer ausgeweitet. Es sind nicht mehr nur zwischen 10 und 20 % der männlichen Jugendlichen davon betroffen, sondern es hat sich gezeigt, daß der ganze von *Kretschmer* zutreffend beschriebene Anteil der Bevölkerung auf die verschiedenste Weise auf die Über- und Fehlernährung reagiert. Offensichtlich kann der Organismus mit Mangelernährung besser fertig werden als mit Übermaß, wie die Kriegszeiten gezeigt haben.

Der Überfluß ist mit *Liebig* in die Welt gekommen, mit seiner Wahrnehmung, daß die dem Boden mit der Bewirtschaftung entzogenen Stoffe durch die Zufuhr von einfachen Mineralien ersetzt werden können. Damit war die Hungerwirtschaft, die noch kurz vorher zu Hungersnöten geführt hatte, in Europa zu Ende. Es wäre niemals gelungen, die wachsende Industriebevölkerung zu ernähren ohne die Beobachtung von *Liebig*. Hinzu kam die Entwicklung des Transportwesens: durch den Dampf. Dampfschiffe und Eisenbahnen ermöglichten es, alle Tropenfrüchte zum Verzehr heranzuschaffen, und so entwickelte sich eine übergreifende Weltwirtschaft, die dazu führte, daß was erzeugt wurde, auch verzehrt wird.

Das ist sehr grob vereinfacht, aber es beschreibt die Gründe, die dazu geführt haben, daß wir in der Tat heute alles, was in der Welt an Nahrung erzeugt wird, auch verzehren können. Wir haben es verlernt, auszuwählen, was uns bekommt. Und da es keinem etwas bringt und vielen etwas nimmt, ist es schwer, wenn nicht unmöglich, den Menschen klarzumachen, daß sie auswählen müssen, wenn sie „gesund" bleiben wollen.

Um auf die Gruppe der Betroffenen zurückzukommen, so reagieren sie auf Ernährungsfehler sehr unterschiedlich: die Verhaltensgestörten mit dem Gehirn, die Neurodermitiker mit der Haut, die Asthmatiker und Allergiker mit dem Immunsystem, um nur die wichtigsten Erscheinungen zu nennen. Für uns ist es klar, daß die Immunreaktionen des Organismus durch die Ernährung beeinflußt werden. Es ist eine Frage der genbedingten individuellen Veranlagung, wo und wie sich die Betroffenheit äußert.

Uns ist ein Brief aus der Schweiz zugekommen, der später zitiert wird. Das beklagenswerte Kind hatte alle Zeichen unserer Ernährungsstörungen. Des weiteren ist meine Feststellung, daß die Störung lebenslang existent bleiben kann, solange die Fehlernährung dauert, durch in Schweden gemachte Beobachtungen erneut bestätigt worden.

Neuerliche Berichte aus der Schweiz, aus Australien, Schweden, den USA und aus Deutschland, auf die im Buch hingewiesen wird, stimmen in einem so frappanten Ausmaß überein, daß sie als weitere Bestätigung unserer Beobachtungen zu werten sind.

Am 19./20. März 1997 fand in den Vidar-Kliniken in Järna in Schweden eine Tagung statt, bei der Fachleute aus Schweden und Norwegen anwesend waren. Dr. *Osika*, der Klinikchef, berichtete dabei über sehr gute Erfolge mit meiner Diät. In der Klinik wird routinemäßig mit der Diät behandelt (Anfragen unter S 153 31 an Vidar-Kliniken Järna/ Schweden).

Es bleibt zu hoffen, daß sich auch die Forschung mit diesem, auf solidem naturwissenschaftlichem Boden angesiedelten Keim endlich befassen mag, damit den vielen mit Recht sogenannten Zivilisationskrankheiten endlich der Boden entzogen wird, auf dem sie gedeihen.

Mainz, im September 1997   *Hertha Hafer*

Vorwort

Seit dem Erscheinen der 4. Auflage haben sich die Erkenntnisse über die Wirkung von Phosphaten auf das Befinden der Menschen erweitert. Umso unverständlicher ist es, daß sich in der gleichen Zeit die von uns mitgegründete „Phosphat-Liga" von dem sich immer weiter vergrößernden Indikationsbereich mit ihrem neuen Namen „Arbeitskreis überaktives Kind" auf ein einziges Symptom zurückgezogen hat. Wir bedauern das sehr, vor allem deshalb, weil eine einleuchtende Begründung dafür nicht existiert.

Es ist *die* Zivilisationskrankheit unserer Zeit, eine Intoxikation durch *eine* Substanz, die auf *ein* Enzymsystem wirkt, das überall dort aktiv ist, wo die Erscheinungen der Phosphat-Intoxikation sich manifestieren. Im Lauf der Zeit sind eine ganze Reihe weiterer Substanzen – Konservierungsmittel, Stabilisierungsmittel, Farbstoffe u. a. – als Verursacher von MzD angeschuldigt worden, aber bisher hat niemand dafür einen positiven Beweis erbringen können.

Die Phosphate der Waschmittel haben alle besorgten Gemüter alarmiert und es haben sich rasch erfolgreiche Bemühungen um Fische, Pflanzen usw. ergeben. Es war aber nicht möglich, diese Gemüter für das durch Nahrungsphosphate bedrohte Wohlergehen der Kinder zu interessieren.

In diesem Buch geht es hauptsächlich um gemachte Erfahrungen und ihre Erklärung; wir haben keine Klinik, um statistisch relevante Untersuchungen vorzuweisen.

Aber ich fordere die Medizin zum wievielten Mal auf, sich zum Wohl der Betroffenen ernsthaft mit diesen Erfahrungen zu beschäftigen. **Sie erst wie beschrieben nachzuvollziehen und sie danach wissenschaftlich aufzuklären.** Das wird sicher lange dauern, insbesondere deswegen, weil bei einem täglichen Konsum von etwa 1 Gramm Phosphor (P) eine Menge von 25 mg Phosphor (P), entsprechend 75 mg Phosphat (PO_4), einen Rückfall auslösen kann.

Wenn wir von Phosphat sprechen, ist immer PO_4 gemeint, unabhängig davon, welcher Abkömmling der Phosphorsäure jeweils vorliegt.

Der größere Teil der Menschen ist nicht phosphatempfindlich; sie können essen, was sie wollen, aber die Empfindlichen sollten sich mit dieser Sache auseinandersetzen und vor allem wissen, daß derzeit keine
Möglichkeit besteht, diese Empfindlichkeit zu verlieren oder sie durch
Therapie zu beseitigen.

Insbesondere ist das „Büdchen an der Ecke" die Gefahr für empfindliche Kinder zu entgleisen und sich Rückfälle einzuhandeln mit Soft-
drinks, Würstchen, Süßigkeiten, junk food allgemein.

Wir hoffen zu erreichen, daß möglichst viele Phosphat-Empfindliche
sich selbst zu helfen vermögen.

Montreux, im Februar 1990   *Hertha Hafer*

Inhalt

Vorwort zur 6. Auflage 5

Vorwort 7

Einführung 11

1   **Phosphat als Ursache von Verhaltensstörungen
(Minimale zerebrale Dysfunktion – MzD)** 23

1.1   Bericht einer Entdeckung 23

1.2   Fälle, die die Entdeckung bestätigen –
Lebensgeschichten von MzD-Kindern 44

2   **Wissenschaftlicher Exkurs zum Problem MzD** 57

2.1   Beschreibung des Syndroms in der Literatur
und Stellungnahme 57

2.2   Die MzD-Forschung 69

2.3   Die Wirkungen des Nahrungsphosphats 78

2.4   Wer sind die MzD-Kinder? Wen trifft es? 85

2.5   Zielorgan: das „dreieinige Gehirn" (The Triune Brain) .. 93

2.6   MzD und Kriminalität 97

2.7   MzD und Drogensucht 104

2.8   Das Syndrom in seiner ganzen Breite –
Das Syndrom in allen Altersgruppen 107

3   **Vorbeugung** 112

3.1   Erkennung der Phosphatempfindlichkeit 112

3.2   Phosphatreduzierte Ernährung in öffentlichen
Einrichtungen 117

4   **Diät- und Medikamentenhinweise** 120

5   **Vier-Tage-Diät** 129

6   **Zusammenfassung** 130

7   **Literatur** 132

Einführung

Im Januar 1988 ging der Schweizer Professor *Marc. R. Bachmann* in der renommierten Fachzeitschrift für Wissenschaft, Technik und Wirtschaft im Bereich Chemie, *Chimia*, Basel, der Frage nach, warum die immer wieder aufflammende Kritik an Nahrung und Lebensmitteltechnologien so wenig zu einer fruchtbaren Diskussion zwischen Konsumenten und Lebensmittelerzeugern beiträgt. Er stellte dabei in seinen Ausführungen insbesondere an die Konsumenten und Medienschaffenden die Forderung, sich mehr zu orientieren (statt zu reklamieren) und Differenzen durch Differenzierung zu ersetzen. Seine eigene Fakultät ermahnte er zu bedenken, daß auch sie nicht alles wisse.

„Wie überall" schreibt *Bachmann*, „so gibt es auch auf dem Gebiet der Ernährung fortlaufend neue Erkenntnisse. Hauptlieferantin von Erkenntnissen ist die Forschung. Doch immer wieder gibt es auch Entdeckungen außerhalb der etablierten Forschung. Einzelne Menschen mit guter Beobachtungsgabe können, mehr zufällig oder nach langer Beschäftigung mit einem Problem, ebenfalls Erkenntnisse gewinnen und Zusammenhänge sehen. Wird eine solche Entdeckung bekannt, kann zweierlei passieren: Entweder wird sie von den Fachkreisen in Bausch und Bogen abgelehnt oder sie wird wissenschaftlich geprüft und danach bestätigt oder abgelehnt. Auf dem Gebiet der Ernährung gibt es Beispiele für beide Reaktionen, das Ablehnen in Bausch und Bogen und das wissenschaftliche Prüfen und Beurteilen. Zumeist stößt eine Entdeckung dann auf glatte Ablehnung, wenn sie gegen eine etablierte Lehrmeinung oder die Interessen der Lebensmittelindustrie läuft. Dies ist bedauerlich. Schließlich weiß man seit Galileo Galilei, daß auch etablierte Lehrmeinungen falsch sein können".

Als Beispiel führt *Bachmann* in seinen Ausführungen das für die Leser dieses Buches besonders interessante Problem Nahrungsphosphate an, das „eine bestimmte Form des ‚Psychisch-Organischen Syndroms' (POS) bei Kindern, die sogenannte ‚minimale zerebrale Dysfunktion' (MzD) und/oder die ‚Hyperaktivität' verursachen soll. Im ersten Moment erscheint eine solche Behauptung für den Lebensmittelfachmann absurd. Er hat gelernt, daß Phosphate sich an lebensnotwendigen Energieumwandlungen in der lebenden Natur, so auch im menschlichen Körper, beteiligen und daß Phosphat ein wichtiger Bestandteil der Knochensubstanz des Körpers ist".

Der Autor erläutert, daß der Mensch erhebliche Mengen von Phosphat in seiner täglichen Nahrung zu sich nimmt und daß Phosphate auch dem Lebensmittelfachmann als erwünschte Nahrungsbestandteile gelten. Auch er erinnere sich – wie die meisten von uns – daß er bereits in seiner Jugend löffelweise Aufbaupräparate schlucken mußte, deren „positive Wirkung auf das Hirn und die Lernfähigkeit gewissen Phospholipoiden zugeschrieben wurden". Es sei daher verständlich, daß der Lebensmittelfachmann Titel wie „Phosphat, die heimliche Droge" in den „falschen Hals" bekomme und dann auch den Text unter diesem Titel nicht ernst nähme. *Bachmann* hält solche Reaktion zwar für „verständlich, aber falsch". Der Fachmann solle solche „scheinbaren fachlichen Provokationen" gelassen hinnehmen und genau auf ihren Inhalt prüfen. Außerdem bemerkte *Bachmann* etwas, das in besonderem Maße auch für die Autorin dieses Buches gilt: „Zu einer solchen Prüfung ist derjenige (aber) bereit, der von der minimalen zerebralen Dysfunktion aus eigenem Erleben Kenntnis hat. Das heißt, wenn er in irgendeiner Weise betroffen ist. Er stellt dann fest, daß hinter der Anschuldigung der Nahrungsphosphate ein echtes und sehr ernstes Anliegen steckt".

So war es also auch ein förderliches Zusammentreffen, daß ausgerechnet *Hertha Hafer*, eine Apothekerin, die jahrelang in der Forschung gearbeitet hat, und ihr Mann, Chemiker in einem bekannten pharmazeutischen Unternehmen, einen hyperaktiven Sohn hatten. Sie waren mit ihren wissenschaftlichen Kenntnissen und Erfahrungen mehr als die meisten anderen Elternpaare prädestiniert, zu beobachten und Rückschlüsse zu ziehen. So erkannten sie, daß ihr verhaltensgestörter Junge sich unter ganz bestimmten Voraussetzungen – die in diesem Buch ausführlich geschildert werden – völlig „normal" verhielt, d. h. ansprechbar und umgänglich wurde. Ein weiterer Vorteil der Eltern *Hafer* war ihr Zugang zur einschlägigen englischsprachigen Literatur. So wußten sie, daß der amerikanische Arzt *Ben Feingold* schon 1972 in den USA beobachtet hat, wie Kinder bei Umstellung ihrer Ernährung ihr Verhalten veränderten.

Als *Hertha Hafer* im Laufe ihrer Beobachtungen bei ihrem Sohn und bei anderen betroffenen Kindern ihres Umfeldes feststellen konnte, daß sie bei einer konsequenten Ernährung mit phosphatreduzierter Kost zugängliche, freundliche Hausgenossen und aufmerksame Schüler wurden, festigte sich bei ihr die Überzeugung, daß das Überangebot an Phosphat in der täglichen Nahrung Ursache der Verhaltensstörung ist.

„Ist die Nahrung heute phosphatreicher geworden als früher", fragt deshalb auch *Bachmann* logischerweise und weist darauf hin, daß die Zufuhrempfehlung der Deutschen Gesellschaft für Ernährung für Erwachsene 750 mg Phosphor pro Tag beträgt, während die tatsächliche Zufuhr (nach *Feldheim*) auf 1570 mg pro Tag – das ist mehr als das Doppelte – geschätzt wird. „Unverkennbar steigt die Phosphataufnahme mit zunehmendem Konsum von industriell erzeugter Nahrung. Die allgemein anerkannte Unbedenklichkeit der Phosphate führt dazu, daß die Nahrungsmittelindustrie sie vermehrt als technologische Zusätze verwendet. Die vorzüglichen Eigenschaften als Puffer, Emulgatoren, Wasserbindemittel, Inaktivierungsmittel für mehrwertige Kationen etc. haben die Phosphate zu vielseitigen und höchst wirksamen Lebensmittelhilfsstoffen werden lassen. Man findet sie unter anderem als Kuttersalze in der Fleischwarenindustrie, als Richtsalze bei Schmelzkäsen, als Emulgatoren bei Suppen, Saucen, Cremen und Schokolade, als Mehlverbesserer, als Trennmittel (Flow Conditioners) bei Schüttgütern, als Treibsalze in Backwaren und als Bestandteil modifizierter Stärken".

Petra Kühne, Frankfurter Ernährungswissenschaftlerin, zeigte in „reform-rundschau" 2/87 die Diskrepanz zwischen der empfohlenen Menge an Phosphor und der tatsächlichen Aufnahmemenge speziell für Kinder, differenziert nach Mädchen und Jungen, in den verschiedenen Altersstufen, auf:

Alter:	Phosphor-Empfehlung mg pro Tag		tatsächliche Aufnahme mg pro Tag	
	m	w	m	w
4– 6 Jahre	700	700	1021	829
7– 9 Jahre	800	800	1147	936
10–12 Jahre	1000	900	1270	1043
13–14 Jahre	1000	900	1365	1112
15–18 Jahre	900	800	1571	1249

Wie groß die Zahl der Kinder ist, die offensichtlich das nachgewiesene Überangebot an Phosphaten nicht verkraften können, wie sehr sie und ihre Eltern unter ihrer Hyperaktivität leiden und wie Lehrer und Mitschüler dieser Kinder – um nur einmal ihre nächste Umgebung zu benennen – den „Zappelphilipp" in ihrer Klassengemeinschaft erleben, ist inzwischen allen Medien zu entnehmen. *Gerd Biermann* zählt die Kinder mit einem hyperaktiven Syndrom zu den „Problemkindern". („Der Zappelphilipp – 140 Jahre danach" in „Unsere Jugend" 5/1987) „Ihre psychomotorische Unruhe, eine bis zur Aggression gesteigerte Hyeraktivität, lassen sie ständig mit einer um ihre ihre Anpassung und Einordnung bemühten Umwelt in Konflikt geraten".

Als im Sommer 1987 das Schweizer Fernsehen über das Phänomen berichtete, gingen im Anschluß an die Sendung ca. 20.000 Anfragen interessierter Familien ein, deren Kinder unter den beschriebenen Symptomen litten. Das bestätigt nur, was wir seit vielen Jahren in der Bundesrepublik beobachten, aber auch aus dem übrigen Europa und den USA wissen: Es gibt immer mehr verhaltensgestörte Kinder, immer mehr verzweifelte Eltern und – hilflose Pädagogen.

„Die Neue Ärztliche" berichtete am 26. Oktober 1987, der Münchener Pädiater Dr. *Walter Eichlseder* habe 5.000 Münchener Kinder mit dem „Conners-Fragebogen" untersucht. Danach haben die Hauptschulen einen Anteil von 20 Prozent, die Grundschulen einen Anteil von 6 Prozent hyperaktiver Kinder; der Anteil an Gymnasien ist geringer (die Sonderschulen sind leider nicht erwähnt). Stets seien mehr Jungen als Mädchen betroffen.

Die „Neuss-Grevenbroicher-Zeitung" schreibt am 12. Mai 1988 von einer Fortbildungsveranstaltung des Jugendamtes der Stadt Neuss, an der 100 Erzieher, Grundschullehrer, Fachkräfte des Jugendamtes und der Verbände teilnahmen, in der der Düsseldorfer Jugendpsychiater *Hans Jürgen Heubach* über das MzD-Syndrom (med. Bezeichnung für das Phänomen „hyperaktiver Kinder") referierte; auch ein Beweis für die Aktualität des Themas. Dabei bezeichnete der Referent die Teilnahme der Lehrer deshalb für „zwingend", weil die „Krankheit, die als solche erst erkannt werden muß", sich beim Kleinkind als Spielstörung bemerkbar mache und im Schulalter als Lernstörung fortsetze.

Heubach erwähnte auch die häufig in den Medien erscheinende Diskussion um Phosphate in der Ernährung, die Aggressionen bei Kindern fördern sollen. „In Untersuchungen konnte belegt werden, daß bei 25 bis 30 Prozent der mit MzD diagnostizierten Kinder die phosphatfreie Diät einen Heilerfolg gebracht habe". (Die Ergebnisse stammen aus der bekannten Düsseldorfer Praxis für Kinder) und Jugendpsychiatrie und Psychotherapie Dr. *Richard Schydlo*/Dr. *Hans Jürgen Heubach*, die sich seit langem mit dem Problem befassen.)

Dr. *Heubach* wies zum Abschluß seiner Ausführungen in Neuss darauf hin, daß es trotzdem umstritten bleibe, ob die tatsächliche Ursache der Verhaltensstörungen mit der Diät aufgehoben werden könne – was *Hertha Hafer* auch nicht behauptet hat. Sie schrieb lediglich ihre persönlichen Beobachtungen und Erfahrungen nieder, die 1978 zum erstenmal veröffentlicht wurden, damals noch unter dem Titel. „Nahrungsphosphat als Ursache für Verhaltensstörungen und Jugendkriminalität" und erwartete eine ernstzunehmende Überprüfung ihrer Beobachtung nach anerkannter wissenschaftlicher Gepflogenheit.

Inzwischen erreichte *Hertha Hafers* Buch eine große Verbreitung, auch über die Grenzen der Bundesrepublik hinaus (1984 erschien es in französischer und 1990 in italienischer Sprache). Es entstanden im In- und Ausland zahlreiche Elternselbsthilfegruppen (Dachverbände: Arbeitskreis überaktives Kind e. V. – früher Phosphat-Liga –; Schweizerische Phosphat-Liga), die phosphatreduzierte Diät nach eigener Erprobung als praktikabel und hilfreich bestätigten; sie informierten ihrerseits die Öffentlichkeit.

Es fanden sich aber, und das besonders unter Wissenschaftlern, auch Gegner der Hafer-Theorie, einige taten *Hertha Hafers* Arbeit als unwissenschaftlich ab und warnten vor der Anwendung der Diätempfehlungen (so auch die Deutsche Gesellschaft für Kinderheilkunde – Prof. *F. Bläker* – und die Deutsche Gesellschaft für Jugendpsychiatrie – Prof. Dr. *J. Martinius* –, die die Diät als „bedenklich" einstufen, weil bei „Phosphatreduktion unter eine bestimmte Grenze mit schweren Gesundheitsschäden zu rechnen ist.")

Nach *Hafer* sind die Belege, auf die sich die wissenschaftlichen Gesellschaften noch heute berufen, eine einzige, fast zehn Jahre alte, Arbeit aus der Zeit der beginnenden Diskussion über phosphatreduzierte Ernährung. *Hertha Hafer* wirft deshalb Politikern und Professoren in gleicher Weise Versäumnisse vor.

Das Gros der Eltern betroffener Kinder sieht und erfährt dagegen in der Diät die optimale Hilfe. Väter und Mütter werden nicht müde, *Hertha*

Hafers Beobachtungen mit den eigenen zu untermauern. Inzwischen gibt es Familien, die sich seit Jahren phosphatreduziert ernähren und keine krankhaften Erscheinungen zeigen, die sich auf die Diät zurückführen ließen; ihre Ärzte haben es bei regelmäßigen Untersuchungen bestätigt.

Besucher der Selbsthilfegruppen erkennen aus den Berichten der Eltern einerseits Verzweiflung, weil Ärzte und Therapeuten ihren Kindern nicht helfen können, andererseits aber Erleichterung und Dankbarkeit, nachdem die Hafer-Diät ihren Kindern schnelle und anhaltende Besserung gebracht hat. Ihre überzeugenden Schilderungen des Erlebten lassen selbst Kinderärzte, Psychologen und Therapeuten aufhorchen, deren Argumentation sich kurz zuvor noch auf die Standardbehauptung reduzierte: „Es ist wissenschaftlich nicht nachgewiesen."

Dabei gibt es durchaus wissenschaftliche Erkenntnisse, die *Hertha Hafers* Thesen stützen. So schreiben *H. Schmidt-Gayk* und *W. Hiltzler* (Klinisches Labor der chirurgischen Klinik der Universität Heidelberg) sowie *M. Kohlmann* (Chemisches Labor der Medizinischen Klinik der Universität Heidelberg) in „Akt. Ernähr." II 1986 S. 142: „Über den Phosphorbedarf liegen nur wenige Untersuchungen vor. Vermutlich liegt dies daran, daß Phosphor in Nahrungsmitteln reichlich enthalten ist und der Organismus sich an verschiedene Zufuhrmengen anpassen kann, solange ein gewisses Minimum nicht unterschritten wird. Man kann davon ausgehen, daß die Phosphorzufuhr ausreicht, wenn die Zufuhr anderer wesentlicher Nahrungsbestandteile, wie z.B. Protein, adäquat ist. In einer größeren Untersuchung mit 95 Bilanzstudien bei 21 Personen wurde ermittelt, daß der Bedarf an Phosphor etwa 0,88 g bei 70 kg Körpergewicht beträgt (etwa 12,6 mg/kg) (*Sherman* 1952, in *Nordin* 1976). Von *Nordin* und *Smith* (1965, in *Nordin* 1976) wurde der Phosphorbedarf mit 12,2 mg/kg angegeben. Diese Mengen decken sich mit den Empfehlungen der Deutschen Gesellschaft für Ernährung. Andererseits dürfen die mitgeteilten Werte nicht als absolute untere Grenze angesehen werden, da bei neueren Bilanzstudien an gesunden Erwachsenen auch bis zu einer Zufuhr von 10 mg/kg/Tag die Bilanz ausgeglichen war. Die Fähigkeit des Organismus, sich über einen weiten Bereich der Zufuhr anzupassen und eine ausgeglichene Bilanz zu erzielen, ist in der Fähigkeit der Niere begründet, bei absinkendem Serumphosphor die Phosphorausscheidung auf minimale Mengen zu drosseln. Da die Folgen unzureichender Phosphorzufuhr offensichtlich in der Hypophosphatämie und nicht so sehr in der negativen Phosphorbilanz begründet sind, muß als untere Menge der Phosphorzufuhr derjenige Betrag gelten, der eine Hypophosphatämie verhindert".

Die Autoren aus der Heidelberger Universität bestätigen sogar *Hertha Hafers* Verdacht, daß das heutige Überangebot an Phosphat in der Nahrung weitere – an Häufigkeit enorm zunehmende – Krankheiten in allen Altersgruppen verursacht. Sie machen eine auf Gewichtsbasis über die Calciumzufuhr deutlich hinausgehende Phosphatzufuhr für die Entstehung von Osteoporose mitverantwortlich.

Und es gibt Institutionen, deren Mitarbeitern exaktes Vorgehen zuzutrauen ist: Nachdem das Landeskrankenhaus Marl im Jahr 1987 22 hyperaktive Kinder nur wenige Tage phosphatreduziert ernährt hatte, wurden zusätzliche Gaben von Psychopharmaka überflüssig. „Bei 21 Kindern zeigte sich eine signifikante Besserung des Verhaltens", lediglich ein Kind mit Hirnschaden sprach auf die Ernährungsumstellung kaum an. Am 29. Tag reichte man den Kindern ein normales Frühstück: 20 Minuten später gab es lt. *Ursula Klemm* (Kinderärztin und zu diesem Zeitpunkt 1. Vorsitzende der Phosphat-Liga) wieder ‚Geschrei und Schlägerei'. (Quelle DNÄ v. 22. April 1987).

Einer „offiziellen Erklärung" der Deutschen Gesellschaft für Kinderheilkunde und der Deutschen Gesellschaft für Jugendpsychiatrie – DNÄ vom 3. März 1987 – ist zu entnehmen, daß am Hospital for Sick Children in London in größerem Umfang Behandlungsversuche mit einer sog. oligoantigenen Diät bei Kindern mit verschiedenen Störungen (Migräne, hyperkinetisches Syndrom) unternommen worden seien. Es handele sich um kontrollierte Studien, die eine über den Placeboeffekt hinausgehende Wirksamkeit eindeutig nachgewiesen haben.

Überraschend wirkt die Mitteilung aus gleicher Feder, daß „... jetzt ernstzunehmende Ergebnisse nach Behandlung hyperaktiver Kinder mit oligoantigener Diät vor(liegen), die mit der sog. phosphatreduzierten Kost in einigen Komponenten Übereinstimmungen aufweist". Es sei deshalb nicht ausgeschlossen, daß die phosphatreduzierte Kost unspezifische oder andere von der Phosphatreduktion unabhängige Wirkungen habe. Die hierdurch aufgeworfenen Fragen bedürften der Überprüfung, bevor abschließend über diätetische Behandlungsmöglichkeiten, insbesondere über die phosphatreduzierte Kost, geurteilt werden könne.

Leider ist der Veröffentlichung nicht zu entnehmen, wann und von wem die „Überprüfung" der „aufgeworfenen Fragen" in der Bundesrepublik vorgenommen werden sollen, aber auch nicht, woher man weiß, daß es „unspezifische oder andere von der Phosphatreduktion unabhängige Wirkungen" sind, die „ernstzunehmende Ergebnisse" brachten, obwohl die oligoantigene Diät mit der phosphatreduzierten Kost in „einigen Komponenten" übereinstimmt.

Jedenfalls signalisiert die Absicht,

- den Unterschied oder auch die Übereinstimmung zwischen der phosphatreduzierten Kost und der oligoantigenen Diät zu prüfen,
- die Ursache für die beobachteten Wirkungen zu ergründen und
- dann zu urteilen

Positives. Möge der Absicht bald die Tat folgen!

Auch *Bachmann*, der in seinem o. a. Beitrag zur Objektivität aufruft, schreibt am Schluß seiner Ausführungen: „Das, was die Befürworter einer phospatarmen Kost vorbringen können, sind vor allem Indizien, aber keine Erklärungen für den Zusammenhang zwischen Nahrungsphosphat und MzD. Sie stellen einfach fest, daß bei massiver Reduktion der Phosphataufnahme die mit der minimalen zerebralen Dysfunktion einhergehenden Störungen verschwinden. Sie stellen weiter fest, daß mit erneuten Phosphatgaben die körperlichen und psychischen Störungen wieder da sind. Diese Feststellungen erklären die Zusammenhänge zwischen Phosphat und Syndrom nicht, sie weisen aber auf einen absolut untersuchenswerten Sachverhalt hin".

Bachmann fordert letztendlich das, was *Hertha Hafer* und mit ihr viele Betroffene seit mehr als zehn Jahren fordern: eine wissenschaftlich saubere Klärung des Problems.

Wiltrud Wehner-Davin / Bernd Wehner

Ergänzungen zur 6. Auflage:

Hertha Hafers Buch „Phosphat, die heimliche Droge", das jetzt in der 6. Auflage erscheint, ist seit fast 20 Jahren auf dem Büchermarkt und nach wie vor gefragt; das Thema hat seine Aktualität behalten.

Schon die 2. Elterngeneration liest das Buch, befolgt seine Ratschläge, berichtet über die eigenen Erfahrungen und dankt *Hertha Hafer.* Die Väter und Mütter beschreiben, heute wie gestern, die Schwierigkeiten ihrer Kinder und ihre gravierende Veränderung nach wenigen Diättagen, aber auch die schnellen Rückfälle in ihr gestörtes Verhalten nach Diätfehlern.

Die Schilderungen sind in all den vielen Jahren nahezu identisch geblieben. Meist stehen die Diätversuche am Ende leidvoller Jahre und die Eltern fragen: „Warum wußten das unsere Ärzte nicht?"

Lange waren es die Eltern – Laien – die die phosphatreduzierte Kost bei ihren Kindern ausprobierten, Initiativen gründeten, Erfahrungen austauschten und publizierten, die Diskussionen lebendig hielten und – was das Wichtigste war – ihren Kindern helfen konnten, während die Fachwelt zurückhaltend blieb.

Um so bedeutender sind deshalb die Veröffentlichungen des Mitarbeiters der Spezialklinik Neukirchen Dr. rer. nat. *G. Ionescu* über „Abnormale Plasma-Katecholamin-Konzentrationen bei hyperkinetischen Kindern (u. a. in „Der informierte Arzt"/Gazette Medicale (Basel) 17, 1665–1668 (1991)).

Ionescu erklärt, weshalb psychologische Maßnahmen bei Hyperkinetikern wenig Einfluß auf die Symptomatik haben können. Ihre biologische Grundlage sei signifikant verändert. Forschungsergebnisse aus der Neukirchener Klinik aus den Jahren 1989/90 zeigten deutliche Abweichungen der Konzentration wichtiger Neurohormone, Katecholamine genannt, im Blut der Hyperkinetiker, insbesondere chronisch erhöhte Werte des Dopamins und des Adrenalins. So könne ein „wahrer" Hyperkinetiker durch seine erhöhten Katecholaminwerte von einem „falschen", dessen Blut normale Katecholaminwerte aufweise, unterschieden werden. Die unkontrollierte Freisetzung der Neurohormone sei auf eine durch Umweltgifte verursachte neurovegetative Dysfunktion zurückzuführen, die aber bei längerer Vermeidung der verursachenden Faktoren (süße Getränke wie Cola, Fanta, Bonbons mit Farbstoffen, Schokolade, Kekse, Mehlprodukte aller Art, Zusatzstoffen aus der Nahrung wie Nitrit-, Phosphat- und Pökelsalz oder Nahrungsmittel wie Eier, Milch, Nüsse, Ketchup, Fruchtsäfte und Gewürze) wieder aufgehoben werde.

Am 4. November 1996 beschäftigte sich auch das Fernsehen wieder einmal mit der Hyperaktivität. SAT I stellte in „Akte 96/45" betroffene Kinder und ihre Ärzte vor.

Es war erschreckend und beeindruckend zugleich, die amerikanischen Jungen „außer Rand und Band" zu sehen, so daß sie kaum von einem kräftigen Mann gebändigt werden konnten. Ausgelöst worden war ihr Verhalten – so die amerikanische Professorin *Doris Repp* (phon.) – bei dem einen Kind durch Tomaten, bei dem anderen durch eine Scheibe Weizenbrot, also ganz normalen Lebensmitteln, die die Kinder kurz zuvor verzehrt hatten.

Auch die Psychologin *Cordula Neuhaus* befaßt sich seit langem mit den Hyperaktiven und ihren Familien. Sie spricht von einem ADS-Syndrom (Aufmerksamkeits-Defizit-Syndrom) bei den Betroffenen, das nach ihrer Meinung auf eine Gehirnstörung zurückzuführen ist. Die Hyperaktiven litten unter einer Reizfilter- und Impulssteuerungsschwäche, die vererbbar sei. Das Syndrom der Kinder finde sich in vielen Fällen auch bei den Vätern wieder, die *Neuhaus* als fit, kreativ, charmant, kontaktfreudig und interessiert schildert, aber auch stimmungslabil, mit Angstsyndromen und Depressionen behaftet und zu Suchtkrankheiten neigend. Allen gemeinsam sei die Impulsivität, die Störung der Aufmerksamkeit, die Unfähigkeit, sich zu konzentrieren, leichte Erregbarkeit und Hyperaktivität. Sie litten unter starken Verlassenheitsempfindungen, möchten geliebt und versorgt werden, während sie umgekehrt barsche Kritik austeilten.

Hertha Hafer ist sicher, daß es Hyperaktive in allen Altersgruppen gibt und zunehmend geben wird. Das Syndrom wächst sich nicht aus.

Wenn aber nahrungsempfindliche Menschen ihr Leben lang – genbedingt – nahrungsempfindlich bleiben werden, drängt sich noch intensiver die Frage auf, ob auch soziale Phänomene, wie die Zunahme von Aggression und Gewalt, Folgen einer Fehlernährung sind. In der amerikanischen Forschung sind Ansätze dieser Fragestellung zu erkennen. Eine Antwort lautet: Aus hyperaktiven Kindern werden vermehrt drogensüchtige, kriminelle und antisoziale Persönlichkeiten. – Und das alles nur als Reaktion auf ihr aromatisiertes, konserviertes, emulgiertes und als besonders gesund apostrophiertes tägliches Brot?

Wiltrud Wehner-Davin

1 Phosphat als Ursache von Verhaltensstörungen (Minimale zerebrale Dysfunktion – MzD)

1.1 Bericht einer Entdeckung

„Du, Du bist ganz einfach böse!" – das sagte eine freundliche mütterliche Grundschullehrerin zu meinem kleinen, dicklichen und blassen Michael, der hilflos, ein wenig betrübt, vor ihr steht. Was hat sie bloß? Er gibt sich doch Mühe.

Die Klassenlehrerin berichtet mir: Michael nehme am Unterricht nicht teil, er zappele herum, störe seine Mitschüler und schreibe nicht, wie er soll, von der Tafel ab. Auf die Frage, warum er nicht abschreibe, habe er nur geantwortet: „Ich habe keine Lust!"

Noch weiß niemand, daß Michael in Wirklichkeit nicht abschreiben kann. Die Lehrerin hält Michael – schlicht und einfach – für ein verzogenes Kind und seine Eltern für die „Schuldigen", für unfähige Erzieher.

Michael, damals sechs Jahre alt, besuchte seit sechs Wochen die Grundschule. Er war kurz vor der Einschulung von meinem Mann und mir adoptiert worden, lebte aber schon mehr als vier Jahre in unserem Haushalt als „unser Kind".

Dem Knaben hatte in seinem ersten Lebensjahr die kontinuierliche Mutterbindung gefehlt. Bis er zu uns kam, hatte er seine Bezugspersonen mehrfach wechseln müssen. Erst seit seinem 15. Lebensmonat lebte er mit meinem Mann, mir und unserer langjährigen Haushälterin und deren Sohn Peter zusammen. Die beiden Jungen, fast gleichaltrig, wuchsen wie Geschwister miteinander auf. (Als Michael in die Schule kam, war Peter nicht mehr bei uns; seine Mutter hatte geheiratet).

Michaels Eingewöhnung und seine ersten Jahre bei uns sind problemlos verlaufen. Mit drei Jahren kam er in den Kindergarten, in dem er bis zu seiner Einschulung blieb – ohne dort irgendwelche Auffälligkeiten gezeigt zu haben.

Bei der Schuluntersuchung war Michael zu leicht und zu klein, er wurde aber als „schulreif" bezeichnet und eingeschult.

Schon einige Wochen nach der Einschulung fingen die Schwierigkeiten an. Ich habe eine meiner ersten Besprechungen in der Schule diesem Bericht vorangestellt. In den folgenden Wochen kamen immer neue, ähnliche hinzu.

Diese Mißhelligkeiten führten dazu, daß wir mit Michael einen Psychologen aufsuchten. Der Junge wurde „getestet". Im Ergebnis hatte er, trotz eines „normalen Verhältnisses" zu meinem Mann und mir, diffuse Angst. Der Psychologe konnte sie sich nicht erklären und uns keinen Rat geben.

Michael ging – selbstverständlich – weiter zur Schule, er ging sogar gerne, pünktlich und regelmäßig, er fand sie interessant. Aber: sein Verhalten in der Schule änderte sich nicht, im Gegenteil, seine Absonderlichkeiten nahmen zu.

An dieser Stelle wäre anzumerken: Ich hatte in der Kriegs- und Nachkriegszeit, allein, bei eigener Berufstätigkeit, also unter ungünstigen Verhältnissen, eine Tochter großgezogen (Abitur, Studium, Heirat) – ihre Erziehung bot keinerlei Schwierigkeiten. Als Michael zu Beginn seiner Schulzeit „ein Problemkind" zu werden schien, hatte ich keine Ahnung von Verhaltensstörungen bei Kindern. Aber: mein Mann (Chemiker) und ich (Apothekerin) waren beide gewohnt, wissenschaftlich zu arbeiten, was die Beobachtungen und Rückschlüsse, die im Nachfolgenden geschildert werden sollen, erleichterte.

Wir gingen mit Michael zum Neurologen. Dort wurde ein Intelligenztest gemacht. Der IQ (Wechsler für Kinder) ergab im manuellen Teil 120, im verbalen 126. Das EEG zeigte nach Hyperventilation das Auftreten von Deltawellen. Im Ergebnis der Untersuchung verfügte unser Junge über eine überdurchschnittliche Intelligenz. Wegen der Anomalie im EEG bekam er Phenylaethyl-barbitursäure in kleinen Mengen.

Zu unserem großen Erstaunen führte die Barbituratgabe zum Gegenteil dessen, was man erwarten durfte. Die motorische Unruhe bei dem Jungen nahm zu. Die Medikamentendosis wurde daraufhin erhöht. Jetzt saß er schläfrig in der Schulbank, aber er „zappelte" unaufhörlich weiter. Nun wurde Michael auf Carbamazepin umgestellt, ein anderes Antiepileptikum. Die motorische Unruhe nahm weiter zu, das Kind wurde gedankenflüchtig, sein Zustand sogar beängstigend. Wir setzten das Medikament ab. (Inzwischen weiß man, daß alle Sedativa für verhaltensgestörte Kinder, jedenfalls für solche wie Michael, strikt kontraindiziert sind).

In unserer Verzweiflung – und wir verzweifelten in der Tat mehr und mehr – suchten wir einen Psychiater auf. Ergebnis: „Intelligente Kinder sind manchmal ein bißchen komisch. Warten Sie noch etwas ab. Versuchen Sie Meprobamat". Auch dieses Medikament brachte keine Hilfe.

In jenen Jahren, also vom ersten Schuljahr an, war Michael mehr und mehr unfähig, seine Siebensachen zu übersehen, Ordnung und System darin zu halten. Er hatte immer etwas nicht bei sich: Heft oder Buch, Schreibsachen oder das Turnzeug. In seinem Ranzen sah es so chaotisch aus wie in seinem Zimmer. In seiner Unruhe – und in seiner Langeweile – zerbrach er Bleistifte in kleine Stücke, zerbiß sie, Radiergummi verwandelten sich bei ihm in Krümel; die Schreibfeder war stets gespreizt, wir mußten den Inhalt des Federmäppchens wöchentlich erneuern.

Niemals wußte Michael, welche Schularbeiten er zu machen hatte. Er konnte nicht aufpassen. Schon nach Minuten verlor er im Unterricht den Faden, er behielt nichts, „bekam" kaum etwas mit. Wir holten mittags seine Schulaufgaben telefonisch in der Nachbarschaft ein und versuchten, dem Jungen noch etwas beizubringen. Es ist wie ein Wunder, daß er in der Grundschule überhaupt etwas gelernt hat.

Weil Michael sich auf das Unterrichtspensum nicht konzentrieren konnte, langweilte er sich, es fielen ihm immer neue „Dummheiten" ein: er „schoß" mit Papierkügelchen, ließ Schnippel fliegen, zwickte die Mädchen und zog sie an den Haaren. Er rannte nach Belieben in der Klasse herum und versuchte, Aufmerksamkeit auf sich zu ziehen, seine Mitschüler zu erheitern. Er wurde zum „Klassenkaspar".

So war es auch in der Turnstunde. Er zappelte herum und war unfähig, gezeigte Turnübungen nachzuturnen. Auch beim Schwimmen brachte Michael Arme und Beine nicht in koordinierten Bewegungsablauf, so daß „Obenbleiben" und Vorwärtsbewegen für ihn nicht zu erreichen waren; mehr als drei Meter wilden Gezappels kam nicht heraus.

Michael äußerte in dieser Zeit Lust, Klavierspielen zu lernen, Musik zu machen. Wir erfüllten ihm diesen Wunsch gerne. Aber es war wie beim Schwimmen, eher noch schlimmer: Er konnte es nicht. Seine Feinmotorik, die Zusammenordnung von Bewegungen, war gestört.

Als Michael schreiben gelernt hat, war seine Handschrift noch unauffällig. Seine Hefte aus dem ersten Schuljahr zeigen zwar ihre Eigenheiten, aber die Schrift war in Ordnung. Das änderte sich fortlaufend und in zunehmendem Tempo: Die Schrift wurde immer unleserlicher. Es war Michael unmöglich, die Buchstaben auf einer Linie unterzubringen, sie in gleichmäßigem Abstand zu halten und ihre Größe zu regulieren. Aber die Form der Buchstaben, wenn zu ihrem Schreiben ein Schwung erforderlich ist, war schön und individuell gut durchgeformt.

Im Schriftbild Michaels trat eine krasse Diskrepanz zwischen Person und Bewegung zutage, er schrieb in einer Handschrift wie „Drahtverhau" und mit den Buchstaben eines Erwachsenen.

Inzwischen haben wir erfahren, daß es Michael in der Tat unmöglich war, abzuschreiben: Seine Lehrerin hatte die Angewohnheit, ihre Schüler von der Schultafel abschreiben und zu Hause „ins Reine" übertragen zu lassen. Unser Sohn saß vor der großen Tafel, begann, ein paar Buchstaben in sein Heft zu schreiben, radierte sie wieder aus; er sagte, die Buchstaben gefielen ihm nicht, er wolle sie schöner machen. Und so wiederholte sich das, bis das Papier vom Radieren durchlöchert war. Nach Stunden stand nichts oder fast nichts auf dem Blatt. Wenn die Lehrerin den Jungen fragte, warum er nichts schreibe, bekam sie die stereotype Antwort: „Ich habe keine Lust". Reaktion: Schelte, Nachsitzen. Michael verbrachte nicht zwei oder drei, sondern vier und fünf Stunden in der Schule.

Trotzdem hatte Michael keinen Text, um daheim die Schulaufgabe „ins Reine" übertragen zu können. Den holten wir bei Schulkameraden. Bald hatten wir herausgefunden, daß der Junge nach Diktat leicht und willig schrieb. Er brauchte also eine Hilfe zur Erledigung seiner Schularbeiten. Wir fanden eine Pädagogik-Studentin, die mehrmals in der Woche zu uns kam und mit Michael arbeitete, auch mit ihm spazieren ging, ihm erzählte und sich erzählen ließ. Sie hatte mit dem Jungen keinerlei Schwierigkeiten; sie ließ seiner motorischen Unruhe von Zeit zu Zeit freien Lauf und ermöglichte ihm, sich abzureagieren. Wesentliches Merkmal: Michael brauchte bei ihr nicht unter Zeitdruck zu arbeiten. Während er bei Klassenarbeiten alles anfing und nichts zu Ende zu führen vermochte, unter Zeitdruck also offenbar in Panik geriet, konnte er zu Hause die Aufgaben – in Ruhe und mit Pausen – ohne Schwierigkeiten lösen.

Inzwischen war unser Junge acht Jahre alt. Seine Verhaltensstörungen nahmen, besonders in der Schule, zu.

Die Lehrer forderten, selbstverständlich, von dem älteren Kind mehr als von einem Sechsjährigen. Da der Junge die Leistungen nicht erbrachte, die man normalerweise erwarten durfte, waren die Lehrer „beleidigt". Sie forderten uns auf einzugreifen; ganz offensichtlich vermuteten sie immer noch, daß Michael von uns verzogen werde.

Es war für uns keineswegs leicht, unseren Jungen in seiner Eigenart mit Gleichmut zu tolerieren. Und wir mußten den Lehrern auch zugestehen, daß Michael sich für sie als „enfant terrible", als ein „schreckliches" Kind, präsentierte. Der Junge litt förmlich an Zerstörungswut. Unter seinen Händen zerfiel alles Spielzeug, aber er richtete seinen Zerstörungsdrang auch gegen Möbel und Hausrat in unserem Hause wie gegen fremdes Eigentum. Er hatte die Bezüge der Eßzimmerstühle zerschnitten, die Besteckschubladen hatten tiefe Kerben, die Michael mit einem Tischmesser hineingehauen hatte. Er sollte den Tisch decken, dabei waren ihm die Messer in die Hände gekommen. Sein nächster Impuls: Loshacken, ganz gleich wohin. Die Holzlehnen am Sessel in seinem Zimmer sahen aus wie Hackklötze, die Türen seines Schrankes, als hätte man mit Schrot hineingeschossen.

In Mainz hatte sich zu dieser Zeit ein Psychotherapeut niedergelassen und auf sich aufmerksam gemacht. Wir gaben ihm unseren Sohn mehrmals in der Woche zur Behandlung. Nach seiner Auffassung war unser Junge vom Vater „dominiert", er, der Therapeut, wollte Michael von der Dominanz „befreien". Die intensive Behandlung dauerte ein Jahr – geändert hatte sich damit nichts.

Mit Beginn der psychotherapeutischen Behandlung hatten wir Michael umgeschult. Wir hatten den Eindruck, daß jeglicher „goodwill" seiner bisherigen Lehrer aufgezehrt war. Besuchte er bisher die Grundschule in der Nähe meiner Apotheke, wechselte er jetzt in die für unsere Wohnung zuständige Grundschule. Aber auch dieser Schulwechsel brachte keine Vorteile. Im Gegenteil: Der „Störenfried" wurde allein auf die „letzte Bank" gesetzt. Damit war der Junge gewissermaßen zum Paria der Klasse degradiert und von der Gemeinschaft ausgeschlossen worden. Michaels Kommentar: „Die läßt mich ja nicht einmal nachsitzen".

Weihnachten 1969 hatten wir mit Michael ein besonderes Erlebnis: Der Junge bekam am dritten Tag unseres Winterurlaubs einen ziemlich schweren Virusinfekt. Das Fieber stieg während einer Woche mehrfach über 40 ° an. Aber während er hoch fieberte, hatten wir ein völlig normales Kind. Als das Fieber abklang und die Erholungsphase eintrat, kam auch die Verhaltensstörung zurück. – Ähnliches hatten wir bei gelegentlichen Zwistigkeiten in der Familie beobachtet, besonders aber dann, wenn wir Eltern uns seinetwegen stritten. Das machte den Jungen so betroffen, regte ihn so auf, daß er für drei Tage ein völlig unauffälliges Kind war. So bot uns Michael immer wieder einmal kurzfristig das Bild des reizenden Kindes, das er meiner festen Überzeugung nach in Wirklichkeit war.

Was mochte Michael fehlen? Was war es, das ihn über weite Strecken seines jungen Lebens so verzerrte und ihn kurzfristig wieder ganz normal werden ließ? Solche Fragen ließen uns nicht mehr los.

Im Sommer 1970 wurde ich zum Schulamt der Stadt bestellt, wo man mir die Versetzung unseres Jungen in eine Sonderschule (damals noch „Hilfsschule") eröffnete. Seine Lehrerin hatte das Schulamt davon überzeugen können, daß Michael ihr nicht länger zuzumuten war.

Uns erschien es widersinnig, den Jungen bei seiner festgestellten, zweifellosen Intelligenz in die Hilfsschule zu geben. Ich weigerte mich. Damit drohte uns die Möglichkeit, daß Michael aus der Schulpflicht entlassen wurde. Obwohl wir ihn lieber in der Normalschule, und damit zu Hause, belassen hätten, bemühten wir uns nun um seine Aufnahme in ein heilpädagogisches Kinderheim. Wir fanden in der ganzen Bundesrepublik nur zwei freie Plätze (Kosten – damals – ca. DM 1300,– mtl.) und entschlossen uns für ein Haus im norddeutschen Raum.

Dieses heilpädagogische Kinderheim war ein privates, konfessionelles und gut geführtes Haus, das Kinder mit Lebensschwierigkeiten aufnahm, die jedoch mindestens normal begabt sein mußten. Dort lebten in vier Familien-Gruppen jeweils zwölf Jungen und Mädchen verschiedenen Alters in einer Wohnung zusammen. Gruppenmutter war eine Psychagogin oder eine Heilpädagogin. Zwei Psychologen, von denen einer gleichzeitig Arzt war, standen den Kindern wie den Erziehern zur Seite. Das Haus unterhielt keine eigene Schule, die Kinder besuchten vielmehr normale Schulen am Ort. Michael, inzwischen neun Jahre alt, wurde ein Jahr zurückgestuft und in das dritte Schuljahr der Grundschule eingeschult.

Zu dieser Zeit (September 1970) brachte einer unserer Nachbarn einen Auszug aus der „Bildzeitung", in dem zu lesen war, daß im amerikanischen Hospital in Frankfurt Kinder, „die anderer Leute Fensterscheiben einwerfen und ihre Schulaufgaben nicht machen", erfolgreich mit „Ritalin" behandelt worden seien. Es handelt sich um Methylphenidat-HCl, das nach Auskunft der Basler Stammfirma CIBA damals nur in den USA vertrieben und für die Behandlung verstörter Kinder angewendet wurde. In Deutschland betrieb die Firma keinerlei Information oder Werbung für das Produkt, da es amphetaminähnliche Wirkungen hat. Sie gab aber Auskunft auf gezielte Anfragen, und ein ganzes Paket in USA publizierter wissenschaftlicher Untersuchungen kam auf uns zu. (In Europa wurden noch keine Forschungen in dieser Richtung betrieben; erst später, im Jahre 1971, befaßte sich eine Publikation aus dem Göttinger Institut für Psychiatrie mit dieser Frage).

Nach Rücksprache mit unserem Hausarzt haben wir unserem Michael versuchsweise Methylphenidat-HCl in einer Menge von zweimal täglich 5 mg verabreicht. Wie in der amerikanischen Literatur beschrieben, hatten wir innerhalb von 20 Minuten (!) ein völlig verändertes Kind. Die unruhige Muskelspannung lockerte sich, Michael stand ruhig und entkrampft vor uns. Seine Blicke konzentrierten sich, der Junge sah uns an. Im Gespräch blieb er bei der Sache, er hörte andere an, ohne sie zu unterbrechen.

Diese Wirkung der verabreichten Dosis Methylphenidat-HCl hielt vier bis fünf Stunden an. Wir konnten unsere Beobachtungen allerdings nur für wenige Tage verfolgen, weil die Schulferien zu Ende waren und Michael ins Heim mußte.

Wir nahmen die ins Deutsche übersetzte amerikanische Literatur über das Medikament selbst mit ins Kinderheim in der Überzeugung, daß die Fortsetzung der Behandlung bei Michael dort Interesse finden würde. Wir hatten uns geirrt. Die Behandlung mit diesem Medikament wurde nicht fortgeführt, man behandelte erneut und intensiv psychotherapeutisch.

Aber diese Therapie zeigte keinen Erfolg; Michael mußte drei Monate nach der Einschulung aus der norddeutschen Schule wieder herausgenommen werden, weil er auch für die neue Klassengemeinschaft untragbar war.

Nach weiterer intensiver psychotherapeutischer Behandlung ist Michael sechs Wochen später in die Schule zurückgeschickt worden. Unter anderem war der Junge von einem Neurologen behandelt worden.

Anfang Mai 1971 nahmen wir Michael bei einem Besuch mit zum Mittagessen. Dabei konnten wir feststellen, daß sich seine motorische Unruhe in einem bisher nicht erlebten Maße gesteigert hatte. Wir erkundigten uns und erfuhren, daß er auf Verordnung des Neurologen dreimal täglich 100 mg Pyrithioxin bekam. Es war uns nun ziemlich klar, daß die Verschlechterung im Zustand unseres Sohnes im Zusammenhang mit dem Pyrithioxin gesehen werden mußte (einer Substanz, die den Gehirnstoffwechsel anregen soll. – Inzwischen weiß man auch von diesem Medikament, daß es bei verhaltensgestörten Kindern kontraindiziert ist, weil es die motorische Unruhe steigert).

Am nächsten Morgen haben mein Mann und ich einen Methylphenidat-HCl-Versuch unternommen. Michael hatte im Heim 100 mg Pyrithioxin bekommen; wir gaben ihm fünf mg Methylphenidat-HCl dazu. Dann fuhren wir mit dem Auto weg. Nach 20 Minuten Fahrt mußte Michael dringend austreten, er hatte Stuhlentleerung. Ins Auto zurückgekehrt, bat er um ein Kissen, fiel förmlich auf den Autositz und schlief ruhig und völlig entspannt während der nächsten 20 Minuten. Danach hatten wir für vier Stunden ein normales, ruhiges und heiteres Kind. Am Kaffeetisch war zu bemerken, wie Michaels Füße unter dem Tisch in Bewegung gerieten; im Laufe der nächsten zehn Minuten stieg die Unruhe im Körper nach oben. Seine Hände fingen an, auf dem Tisch umherzufahren, seine Beine baumelten, und innerhalb der nächsten halben Stunde kehrte die ganze motorische Unruhe bei dem Kind zurück.

Diese Beobachtung bewies u. E., daß von allen bis dahin angewandten Methoden und Medikamenten die Gabe von Methylphenidat-HCl die einzig sinnvolle Maßnahme sein konnte.

Wir setzten darauf bei der Heimleitung und dem behandelnden Arzt durch, daß Michael nunmehr konsequent mit Methylphenidat-HCl behandelt wurde. Die Therapie begann am 7. Juni 1971 mit einer Tagesdosis von 0,35 mg/kg Körpergewicht.

Zu den großen Ferien, Ende Juli, holten wir Michael ab, um mit ihm in Urlaub zu fahren. Schon in den ersten Tagen danach fiel uns auf, daß der Junge nach dem Essen in den Zähnen herumbohrte; er sagte, ihm bleiben Fleischfasern darin hängen. Beim Nachsehen fand ich, daß der bis dahin völlig kariesfreie Junge sechs tief kariöse Milchzähne hatte. Also hatte die Medikation von Methylphenidat-HCl innerhalb von sechs Wochen eine foudroyante Karies der Milchzähne erzeugt. Im Laufe des nächsten Jahres dauerte dieser Zustand an, und ab September 1971 kamen rezidivierende Anginen hinzu.

Diese Beobachtungen brachten Erkenntnisse zurück, die in meiner früheren Forschungsarbeit gewonnen worden waren. Ich hatte lange verfolgt, wie sich die Bakterienbesiedlung der Mundschleimhäute verhält und hatte gesehen, daß sie vom Stoffwechsel her beeinflußt wird. 1956/57 hatten wir kariesresistente Ratten durch Gaben von Ammoniak kariesanfällig gemacht, und wir hatten damals geplant, Versuche mit Amphetaminen anzuschließen, von denen wir gleiche Wirkungen erwarteten.

Hier war nun eine durch eine amphetaminähnlich wirkende Substanz ausgelöste, foudroyante Zahnkaries am Menschen. Ein biochemischer Mechanismus, ähnlich dem von Ammoniakgaben an Ratten, aber viel wirksamer, mußte bei Michael die bakterielle Mund- und Rachenflora so rasch und tiefgreifend verändert haben. Es ergab sich also als Nebenwirkung der Behandlung mit Methylphenidat-HCl (und das gilt für alle Amphetamine) eine Veränderung des Stoffwechsels, die im Munde Zahnkaries und im Rachenbereich Anginen erzeugte. Zwei Jahre später waren die Milchzähne überwiegend tief zerstört, und nach wiederholten, schweren Anginen die Mandeln verjaucht. Sie mußten entfernt werden.

Im Herbst 1971 begann für Michael vom Heim aus das 4. Schuljahr, das er ohne Schwierigkeiten bewältigte. Er hatte eine Lehrerin, die zwar streng war, ihn aber gerne mochte. Sie ermöglichte dem Jungen, im Herbst 1972 mit einem guten Zeugnis in das Gymnasium überzuwechseln.

Im Juli 1973 wurden wir vom Kinderheim angerufen. Michael hatte mit anderen Kindern zusammen 14 Tage lang die Schule geschwänzt; die Kinder hatten Kuhketten, Bretter und Eisenbahnschwellen „organisiert", am Bahndamm ein Lager errichtet und auch Mädchen an einen Pfahl gebunden. Diese Nachrichten ließen es uns geboten erscheinen, selbst mit dem Jungen zu sprechen.

Um diese Zeit sollte Michael ohnehin zur Entfernung seiner Mandeln in eine Klinik eingeliefert werden. So fuhr mein Mann zum Heim und holte den Jungen ab. Kaum zu Hause, stellte Michael ein Gläschen mit 14 Tagesdosen Methylphenidat-HCl auf den Tisch. „Die habe ich aufgehoben, weil sie so gefährlich sind!" Dann erzählte er uns, er habe beschlossen gehabt, „sich eine gute Zeit zu machen" und keine Tabletten zu nehmen. Er wollte einfach für eine Zeit die Schule vergessen. Im Heim selbst war das Schuleschwänzen gar nicht aufgefallen, da die Kinder pünktlich wie üblich zur Zeit des Schulschlusses ins Heim zurückgekehrt waren.

In diese Zeit fallen auch Kaufhausdiebstähle, ohne daß ich hierzu Näheres habe in Erfahrung bringen können. (Ich halte übrigens den Kaufhausdiebstahl für ein typisches Delikt solcher verhaltensgestörten Kinder; ich werde noch darauf zurückkommen).

Von diesem Zeitpunkt an lebte Michael wieder bei uns in Mainz. Er besuchte das Gymnasium. Die Behandlung mit Methylphenidat-HCl wurde fortgesetzt.

Im Winter 1973/74 stellte unser Hausarzt fest, daß Michael einen zu hohen Cholesterin-Blutspiegel hatte und sein Kreislauf belastet war. Wir versuchten, mit der Dosis von Methylphenidat-HCl zurückzugehen. Wir gaben ihm nur noch eine Dosis am Morgen, mit der wir ihm wenigstens über die Schulstunden hinwegzuhelfen versuchten. Aber diese eine Gabe reichte augenscheinlich nicht aus. Das Verhalten des Jungen verschlechterte sich, und das vor allem in der Schule. Sein Schulleiter beschrieb ihn vor einem sachverständigen Publikum so:

„Der Junge fiel auf durch starke Verhaltensstörungen, ein Übermaß an innerer Hostilität, Aggressivität, Hyperaktivität, emotionaler Labilität, geringer Frustrationstoleranz, Sucht nach sozialer Anerkennung, Unkonzentriertheit, leichte Ablenkbarkeit, Impulsivität bei sehr guter Intelligenz. Im Unterricht balgte sich der Junge, störte fortwährend, wandte sich tätlich gegen den Lehrer usw. Gegenüber Interventionsmaßnahmen der Lehrer zeigte er eine vollständige Resistenz, er war unansprechbar, unerreichbar". (Der Referent vermerkte, daß in einem solchen Falle gewöhnlich Erziehungsfehler als Ursachen ins Feld geführt werden, wobei sich Lehrer und Eltern gegenseitig die Schuld zuschieben ...) Michael war 13 Jahre alt, körperlich immer noch zu klein und zu leicht, er hatte noch eine ganze Reihe Milchzähne und zeigte zudem keinerlei Pubertätszeichen.

Der Literatur hatten wir entnommen, daß die Verhaltensstörungen mit der Pubertät weitgehend verschwinden sollten. Das hatten wir auch bei einem anderen verhaltensgestörten Kind beobachten können. Wir hofften, die Zeit bis zum Eintritt der Pubertät durch Zureden, Nachhilfen und gegebenenfalls auch durch Wiederholung eines Schuljahres überbrücken zu können.

Anfang des Jahres 1975 stieß ich bei der Durchsicht älterer Unterlagen auf Artikel über die „Feingold-Diät". Der kalifornische Allergologe *Ben F. Feingold* hatte festgestellt, daß die spezielle, allergen- und haptenfreie Kost der Allergieklinik der Kaiser Research Foundation in San Francisco bei verhaltensgestörten Kindern eine sichtbare und deutliche Besserung bewirkte. Damals war es uns nicht möglich, die genaue Art der Kost in Erfahrung zu bringen. Wir erhielten *Feingolds* Buch „Why your Child is Hyperactive", das 1974 in New York erschienen war, im Juli 1975. *Feingold* wies u. a. auf den engen Zusammenhang zwischen Erfrischungsgetränken und Verhaltensstörungen hin. Wir stellten fest, daß den Erfrischungsgetränken tatsächlich Phosphat zugesetzt wird, (Phosphorsäure gibt diesen Getränken die nach Mehr schmeckende Frische). *Lauersen* hatte 1953, nach Versuchen an nur zwei Testpersonen, solche Zusätze – leichtfertigerweise – für unbedenklich erklärt.

Wir wollten diesem Hinweis aber gleich nachgehen und versuchten als möglichst indifferente Kost Baby- und Kleinkindernahrung: Säuglingsmilch, Kinderzwieback und Kleinkindermahlzeiten aus Gläschen. Schon nach einer Woche wurde deutlich, daß diese Kost unseren Jungen zwar günstig beeinflußte, daß es aber wohl auf die Dauer nicht möglich sein würde, den fast Vierzehnjährigen auf längere Zeit ausschließlich mit Babykost zu ernähren. Ich überlegte: Wenn Farb- und Aromastoffe als Noxe* anzusehen sind, müßten diese auch unter den in Deutschland zugelassenen Farb- und Aromastoffen zu finden sein. Deren Zahl ist in der Bundesrepublik Deutschland sehr viel geringer als in den USA.

1973 waren in einem Artikel aus „Newsweek" sogenannte „Hot dogs" in Zusammenhang mit Verhaltensstörungen gebracht worden. Wenn

---

* Krankheitsursache

aber „heiße Würstchen" Verhaltensstörungen auslösen konnten, müßte in diesen auch die gesuchte Noxe sein. Damit kam nur Phosphat in Frage, das als Kuttersalz bei der Herstellung der Würstchen Verwendung findet.

Wir haben nun unserem schon sehr gebesserten und beruhigten Sohn eine Woche lang eine speziell hergestellte Fleischwurst ohne Phosphatzusatz gegeben. Sie schmeckte zwar ziemlich trocken, aber nach der faden Babykost verzehrte Michael sie mit Vergnügen. Am Ende dieser Woche gaben wir unserem Jungen 250 g einer normalen Fleischwurst, zur Hälfte am Sonnabend, zur anderen Hälfte am Sonntag. Schon am Sonnabend, etwa zwei Stunden nach dem Mittagessen, fing Michael wieder an, ruhelos und gelangweilt durch das Haus zu streichen. Er wußte nicht, womit er sich beschäftigen sollte. Abends lag er schlaflos im Bett, hatte zahllose Comics, ein Paket Kekse und eine Flasche Sprudel um sich herum, ein Bild, das wir früher bei ihm gewohnt waren. Er sagte nur kläglich: „Ich kann nicht schlafen". Er war sichtbar unglücklich, und offenbar fürchtete er, der alte Zustand komme jetzt zurück. Am Sonntagmittag hatte er wieder mehreres Spielzeug kaputtgemacht. Wir hatten das volle Syndrom zurück.

Der Zustand dauerte, obgleich wir Michael wieder auf Diät gesetzt hatten, noch Montag und Dienstag an; erst am Mittwochmorgen war der Junge wieder „normal". Eine eindrucksvolle Sequenz!

Damit war der Verdacht gegen Phosphate so verstärkt, daß wir sie nun in der Nahrung reduzierten. Wir schöpften alle Informationsmöglichkeiten aus, um herauszufinden, welche Lebensmittel wieviel Phosphat enthalten. Im Sommer 1975 erhielten wir eine Zusammenstellung der seit 1958 gültigen Gesetzgebung über den Zusatz von Phosphat in Lebensmitteln. Dann fanden wir die zwei Symposien aus den Jahren 1956 und 1957, in denen über die Verwendung von Phosphaten in Lebensmitteln, hauptsächlich in Fleischwaren, diskutiert worden war.

Die Verwendung von Phosphat war u.a. durch die Änderung der Schlachtgewohnheiten erforderlich geworden. Fleisch, das unmittelbar nach dem Schlachten zu Wurst verarbeitet wird, hält sein Gewebswasser bei der Verarbeitung fest, die Wurst schmeckt saftig. Wenn aber, wie das in modernen Großschlachthöfen nötig und üblich ist, das Fleisch vor der Verarbeitung eine gewisse Zeit abhängt, verliert es das Gewebswasser und die Fähigkeit, zugesetztes Fremdwasser festzuhalten. Diese Fähigkeit kann erst durch Salze der Phosphor- oder Zitronensäure wiederhergestellt werden.

Bei den beiden Symposien 1956 und 1957 hatte nur der niederländische Professor *van Genderen* vom „Institut for Volksfoeding" Bedenken gegen die Beimischung von Phosphat zu Lebensmitteln geäußert. Er wies darauf hin, daß bei Versuchen an Kaninchen in seinem Institut Nierenverkalkungen als Folge eines Hyperparathyreoidismus beobachtet worden seien. (*Bell* u. ä. ergänzten einige Jahre später diese Beobachtungen, als sie die dazugehörende Mobilisierung von Calcium aus den Knochen bei Tieren und Menschen feststellten). Aber der Leiter der Symposien, Prof. *Lang*, Mainz, wischte die Einwände des Niederländers elegant vom Tisch. Die Verwendung von Phosphat als Lebensmittelzusatz, insbesondere als Kuttersalz bei Fleisch- und Wurstwaren, wurde staatlich abgesegnet. (Selbst 1978, nachdem unsere Beobachtungen in der Erstauflage dieser Schrift publiziert worden waren, wurde die Unbedenklichkeit von Phosphatzusätzen zu Lebensmitteln noch einmal in der Lebensmittelzusatzstoffverordnung festgeschrieben).

Zwischen 1975 und 1978 war unser Familienleben vom Auf und Ab im Befinden unseres Sohnes geprägt. Wir bemühten uns herauszufinden, in welchen Lebensmitteln Phosphat als Zusatz enthalten war. Zuverlässig deklariert waren lediglich die Wurstwaren.

1975 wußten wir auch noch nichts von den Wirkungen des Lecithins; wir achteten ausschließlich darauf, Backwaren ohne Phosphat-Backpulver zu erhalten und waren keineswegs skeptisch bei einer Torte, die mit 16 Eiern gebacken war. Erst die an unserem Sohn beobachteten Rückfälle führten uns auf die Spur weiterer schädlicher Lebensmittel und somit Schritt für Schritt zur Erkenntnis von Zusammenhängen. – Wir lernen noch heute täglich dazu.

Mit dem Erscheinen meiner Phosphatschrift im Herbst 1978 nahm nicht nur das Interesse der betroffenen Familien zu. Auch die Fachwelt entwickelte lebhafte Aktivitäten. In der Fachpresse, aber auch in der Tages- und Regenbogenpresse, wurde die Öffentlichkeit von zum Teil namhaften Gelehrten nachdrücklich darauf hingewiesen, daß Phosphat eine lebenswichtige Substanz sei, ohne die der Mensch nicht zu leben vermag. Eine Phosphat-Reduktions-Diät werde zumindest Mangelerscheinungen hervorrufen.

Die Psychiaterin Dr. *Roy-Feiler* war damals zweifellos am besten mit der Sache vertraut. Sie war bereits 1977 aus dem Kreis ihrer Patienten auf meine Beobachtungen in Sachen Phosphat aufmerksam gemacht worden. Nach einem halben Jahr eigener Diätversuche bat sie mich, ihr zu ermöglichen, die von mir beschriebenen Kinder zu testen. Mit Einverständnis der Eltern wurden die Kinder im Februar 1978 – vor nun 12 Jahren – doppelblinden Tests unterzogen. Alle belasteten Kinder reagierten heftig mit Rückfällen.

Weil die Nahrung nicht ausreichend zu standardisieren war, ging *Roy-Feiler* zum Gebrauch von Kapseln über, die Phosphatpuffer nach Sörensen von pH 6,9 mit 75 mg PO_4 enthielten (eine sehr physiologische Form des Phosphats). Der Gebrauch dieser Kapseln funktionierte so präzise, daß *Roy-Feiler* Rückfälle nach Phosphatgaben im psychologischen Kolleg demonstrieren konnte.

Die Resultate der Untersuchung waren eindrucksvoll genug: 15 Kinder wurden durch 2 Psychiater doppelt blind mit Phosphaten getestet. Sie waren zu Hause phosphatreduziert ernährt worden, waren psychologisch unauffällig – unser Sohn war bei den Probanden –, und sie zeigten unter der Phosphatbelastung die charakteristischen Zeichen der Hirnfunktionsstörung, wie Hyperaktivität, Konzentrationsschwäche usw. wie bekannt. Unser Sohn kam nach dem Test mit hemmungsloser Logorrhoe nach Hause und war am nächsten Morgen noch so verstört, daß er sich in 2 Schulstunden 3 Stunden Nachsitzen und mehrere Einträge ins Klassenbuch einhandelte und dann verzweifelt ausgerissen war. Damals waren die Lehrer noch so unwissend, daß die Schulstrafen nicht einmal durch ein Attest von Dr. *Roy-Feiler* ausgebügelt werden konnten.

Der Zeitschrift „Eltern" teilte *Roy-Feiler* im Sommer 1978 in einem Interview über die Versuche mit, daß unter Phosphateinfluß bei den getesteten Kindern ein deutlicher Unterschied in ihrem Verhalten zu beobachten war. Allerdings sei bisher erst eine begrenzte Zahl von Kindern den Belastungstests unterzogen worden. Die Arbeit werde fortgesetzt, die Publikation der Ergebnisse solle Ende 1978 erfolgen.

Roy-Feilers Niederschrift über diese Versuche wurde am 11. 12. 1978 einer nach Berlin einberufenen sog. Expertenkonferenz beim Bundesgesundheitsamt vorgelegt, bei welcher ich als Entdeckerin der ganzen Sache ausdrücklich ausgeschlossen worden war. Jeder Teilnehmer hatte ihr Manuskript als Arbeitsexemplar erhalten. Ihre Ergebnisse wurden als nicht publikationsfähig eingestuft und durften bis heute nicht publiziert werden.

Anschließend wurden ihr Arbeitsmittel gekürzt, ihr Mitarbeiter wurde zum Absprung bewogen. Anfang Mai 1979 wurden ihr von dem neuen, kommissarischen Direktor alle Arbeiten am Phosphatproblem verboten. Sie mußte bestellte Patienten wieder wegschicken, durfte keine phosphatreduzierte Kost mehr aus der Klinikküche beziehen und nicht einmal mehr mit mir sprechen. Dann wurde ihre Abteilung aufgelöst und sie mußte andernorts eine neue Aufgabe übernehmen.

Zu diesen Entscheidungen will heute niemand mehr stehen, weder Prof. *Rottka* vom BGA, noch Prof. *Glatzel*, ihr unmittelbarer Vorgesetzter. Auf der Berliner Konferenz wurde beschlossen, meine Entdeckung der Phosphatwirkungen durch die Mainzer Universitäts-Kinderklinik, Prof. *Spranger* und seine Mitarbeiter Dr. *Walther* und Dr. *Dieterich* nachprüfen zu lassen. In deren Publikation ist nichts über die verabreichten Mahlzeiten und Nahrungsmittel ausgesagt; die Versuche waren so angelegt, daß sie unseren Erfahrungen widersprechen mußten.

Immerhin waren diese Ergebnisse für das Bundesgesundheitsministerium ausreichend, 10 Jahre lang alle Vorstöße in Sachen Phosphatempfindlichkeit abzuweisen, zum Schaden der Betroffenen.

Gegen die Arbeitsmethoden Prof. *Sprangers* und seiner Mitarbeiter habe ich meine Einwände in der Deutschen Monatsschrift für Kinderheilkunde (1981 S. 56/57) dargelegt. Die erste, unabdingbare Voraussetzung für den Erfolg eines Versuches an MzD-Kindern ist, daß sie durch eine phosphatreduzierte Kost symptomfrei geworden sind. Zusätzliche Phosphatzufuhr bei bestehendem Syndrom verursacht keine weiteren Symptome und ergibt keine verwertbaren Ergebnisse.

Die bei den Versuchen der Mainzer Kinderklinik verwandte Auslaßdiät entsprach nicht den Anforderungen; Triggerdosen von Phosphaten müssen ausgeschlossen werden. Trotzdem darf die Diät der Versuchspersonen keine „Hungerdiät" sein. Weiter wurde bei den Versuchen nicht berücksichtigt, daß jede Reaktion drei Tage anhält.

Nicht zuletzt ist darauf hinzuweisen, daß Klinikaufnahmen für einen Patienten Streß bedeuten, der die Reaktionen der Versuchspersonen bis zum Verschwinden der Phosphatempfindlichkeit verändern kann. In diesem Zusammenhang ist auf die Ergebnisse von *Adler*, Los Angeles, hinzuweisen, der mir bei einem Kongreß der John F. Kennedy Klinik der Johns Hopkins-Universität in Baltimore 1981 die gleiche Beobachtung mitgeteilt hat, die wir beide auf eine Nebennierenaktivierung zurückführen. (*Adler* hatte zu diesem Zeitpunkt schon über 30 000 MzD-Kinder behandelt).

Die Arbeitsgruppe unter *Spranger* veröffentlichte ihre, meiner Ansicht nach unter falschen Voraussetzungen zustandegekommenen Untersuchungsergebnisse in der „Deutschen Monatsschrift für Kinderheilkunde" 1980 S. 382 ff. Leider hat dieses Projekt unter der Federführung des Bundesgesundheitsamtes der Sache in keiner Weise gedient.

Nachdem im Herbst 1980 die Kinderärztin Dr. *Flade* und die Psychologin *Christoph-Lemke* in einer Fernsehsendung des Bayerischen Rundfunks über das MzD-Syndrom, seine Ursachen und Folgen, aber auch über die Möglichkeiten phosphatreduzierter Kost diskutiert hatten, gingen im Anschluß an diese Diskussion nahezu 2000 Anfragen bei der Rundfunkanstalt ein, ein überzeugender Beweis für die große Zahl der Betroffenen und ihr vitales Interesse an diesem Thema.

Dr. *Flade* plädierte bei der Fernseh-Diskussion aufgrund eigener Erfahrungen engagiert für die Diät, *Christoph-Lemke* für die wirksame Hilfestellung durch Psychotherapie. Beides zusammen ist wünschenswert; während die Diät somatische Wirkungen erzielt, hilft die Psychotherapie den MzD-Kindern, besser mit ihrer Krankheit zurechtzukommen. Der Schweizer Präventivmediziner Dr. *Vuille*, Bern, hat 1983 im Schweizer Fernsehen die Möglichkeiten der Psychotherapie ebenso beurteilt.

Auch ich hatte in den letzten Jahren wiederholt Gelegenheit, meine Erfahrungen interessierten Hörern vorzutragen, so beim Sozialwerk der MIGROS in Lugano, der Volkshochschule in Sindelfingen und der Verbrauchergemeinschaft in Karlsruhe, wie bei der Jahresversammlung schweizerischer Sonderschullehrer, den Logopäden.

Von allen Seiten wurden mir in der Folgezeit neue Fälle beschrieben, die bekannte Beobachtungen bestätigten oder sehr interessante neue aufzeigten. Da wir diskutiert hatten, daß Phosphat bei vorliegender Phosphatempfindlichkeit eine metabolische Alkalose verursacht, die auch in Blut und Speichel sichtbar wird, hat die Mutter zweier phosphatempfindlicher Kinder den pH-Wert des Speichels gemessen, der den Grad von Säure und Alkalität angibt. Sie sah dabei, daß sich eine massive Verschiebung zur Alkalität einstellte, wenn ihre Kinder Nüsse gegessen hatten. Die Normalwerte lagen zwischen pH 6.0 und 7.0, sie verschoben sich bis zu pH 9.0, ein Wert, der m. W. in der Literatur bisher nicht beschrieben worden ist; nicht einmal bei gezielten Versuchen, auf den Speichel einzuwirken, konnten Verschiebungen solchen Ausmaßes beobachtet werden.

Die Kontrolle des Speichel-pH-Wertes hat sich bewährt. Einfacher Speiseessig, Apfel-, Branntwein- oder Weinessig, auch geschwefelt, kann die etwaige Alkalose aufheben: Ein Teelöffel bis ein Eßlöffel voll Essig, mit einem Glas Wasser verdünnt, einmal oder mehrmals täglich. In letzter Zeit haben sich Hinweise ergeben, daß Essig – so wie *Fazekas* es von einfachen Mineralsalzen berichtete (1935–1974) – über die Dauer seiner Anwendung hinaus den Hormonhaushalt so beeinflussen kann, daß sich das Ungleichgewicht der Person abschwächt. Da Essig ein seit Jahrtausenden benutztes Lebensmittel ist, haben wir keine Bedenken, diese Erfahrungen mitzuteilen. Es hat sich auch gezeigt, daß es Sinn hat, den Essig abends zu geben, es wurde über merkbar erholsameren Schlaf, und besseres Einschlafen berichtet.

Vorsicht bei Sport und andersgearteter Muskelarbeit! Die phosphatempfindlichen Kinder gewinnen ihre Arbeitsenergie fast ausschließlich durch Oxidation. Sie atmen soviel Kohlendioxid ab, daß sie eine Alkalose entwickeln, die für einen Rückfall reicht. Diese Kinder sind durch alle Einflüsse gefährdet, die ihre Säure-Basen-Bilanz zugunsten von Sauerstoff beeinflussen (z.B. Hyperventilation). Bei Orts- und Klimawechsel, bei Abklingen einer Streßsituation oder nach Einnahme von Antibiotika sind Rückfälle möglich. Essiggaben (mit Wasser verdünnt) steuern gegen und sind als einfaches Mittel äußerst dienlich.

1981 wurde ich von einem Vater auf eine Anzeige für Aluminiumhydroxid-Tabletten aufmerksam gemacht, die zur Senkung des Phosphatblutspiegels benutzt werden. Es gibt zwei Handelsnamen: Aludrox und Antiphosphat. Man kann mit diesem Aluminiumhydroxid Ritalin umgehen. Die Diät darf allerdings durch Tabletteneinnahme nicht ersetzt werden, denn eßbare Diät hat nie zu wenig Phosphat, aber mit Tabletten kann man beliebig viel – auch zuviel – Phosphat aus der Ernährung herausnehmen.

Die Wirkung der Tabletten kann allerdings einen Hinweis liefern, daß die Verhaltensstörung der MzD-Kinder durch ein Übermaß an Phosphat verursacht wird.

Aus den eingegangenen Berichten ist auch zu entnehmen, daß sich erwachsene Familienmitglieder, z.B. starre, eigenwillige und herrschsüchtige Väter und Großväter oder mißvergnügte, streitsüchtige Mütter unter Diäteinwirkung völlig verändern. Sie wurden freundlicher, liebevoller, heiterer, konnten Sympathie zeigen, mußten nicht unterdrücken und streiten.

Neuerliche Beobachtungen sprechen dafür, daß bei Säuglingen MzD durch den Genuß von Kuhmilch ausgelöst werden kann. Da Kuhmilch sechsmal so viel Phosphat enthält wie Muttermilch, ist selbst bei einem Gemisch von einem Drittel Milch und zwei Dritteln Schleim, wie es früher Mütter ihren Kindern zur Muttermilch beifütterten, der Milchanteil noch zu hoch.

Die Kuhmilch ist dem Bedarf des Kalbes angepaßt, das etwa in einem Zeitraum, in dem der menschliche Säugling 15 Pfund schwerer wird, einen Zentner zunimmt.

Man ging bei der Kuhmilchernährung davon aus, daß das Verhältnis von Calcium zu Phosphat in der Milch optimal sei. Aber der Calcium-Stoffwechsel wird durch Phosphat gesteuert. (Wird dem menschlichen Organismus zuviel Phosphat zugeführt, wird das Nebenschilddrüsenhormon angetrieben, das Knochen abbaut, gleich wieviel Calcium die Nahrung enthält).

Die Vorstellung, daß allein die Proportion von Ca:P* entscheidend ist, ist eine naive Rechenoperation, die nicht auf die komplizierten Regulationen achtet, die für Calcium und Phosphat unabhängig voneinander ablaufen. So löst eine Ampulle Frubiase-Calcium, die 47 mg Phosphorsäure neben 500 mg Calciumgluconat und 350 mg Calciumlaktat (außer Vitamin D) enthält, unweigerlich einen Rückfall von MzD aus, obwohl Calcium weit überwiegt.

Der Säuglingsnahrung wird aber auch enthärtetes Wasser zugegeben, das durch Phosphatschleusen läuft; die öffentlichen Anlagen geben 5 mg Phosphat pro Liter Wasser zu, was wegen der genauen Über-

---

* 1 g P (Phosphor) entspricht etwa 3 g PO_4 (Phosphat).

wachung nicht schädigend ist. Dagegen können private Anlagen (Schleusen) für einzelne Wohnhäuser gefährliche Phosphatkonzentrationen ansammeln.

Verhaltensstörungen, die nach Klinikaufenthalten häufig – und zunehmend – bei Säuglingen und Kleinkindern auftreten, sind nicht die Folge fehlender Mutterliebe, sondern Folge antibiotischer Behandlung. Antibiotika stören den Säure-Basen-Haushalt. Sie bewirken, genau wie Phosphat, Alkalose. Milchsäure und Essigsäure können das gestörte Gleichgewicht wieder herstellen, nicht aber Zitronensäure – und auch nicht die Anwesenheit der Mutter im Krankenhauszimmer.

Es geht auch heute noch darum, MzD einwandfrei zu diagnostizieren, wie die Kurpfalz-Erhebung des Zentralinstituts für seelische Gesundheit in Mannheim erweist. Diese Einrichtung konnte, wie die Kinderklinik Mainz, das Syndrom nicht verifizieren oder objektivieren, obwohl es in der ganzen Welt so wie von uns beschrieben wird.

Frau Dr. med. *Silvia Franz* berichtet:

„Mein Patient W. K. steht seit 1986 in meiner Behandlung, zuerst nur über seine Mutter, seinen Anwalt und den Briefweg. Er hatte im Alter von 16 Jahren einen Raubüberfall begangen und während des Hafturlaubs einen zweiten schweren Diebstahl in Verbindung mit Freiheitsberaubung. Er lebte damals überwiegend von Cola und Hamburgern. Da er mit dem gestohlenen Auto tagelang herumfuhr, wurde er bald wieder inhaftiert und bekam die Jugendhöchststrafe von 4 Jahren aufgebrummt, die er fast voll absitzen mußte, allen unseren Bemühungen zum Trotz, seine Phosphatempfindlichkeit und seine schwere Lebensmittelallergie strafmildernd berücksichtigen zu lassen. Kein Arzt der Phosphatliga wurde als Gutachter geladen und es bedurfte meiner Intervention im Wiesbadener Innenministerium, damit er wenigstens einen Teil der verordneten Medikamente vom Gefängnisarzt erhielt – die Dosis war nicht ausreichend. An eine Diät war im Gefängnis nur sehr eingeschränkt zu denken, er merkte aber sehr bald, welche Nahrungsmittel ihm nicht bekamen und magerte ab, weil er sie nicht mehr essen wollte, um seine Mißempfindlichkeit hinhalten zu können.

Das Mannheimer „Institut für Seelische Gesundheit" hatte gutachterlich keine strafmildernden Umstände feststellen können. Vor wenigen Wochen erfolgte überraschend seine Entlassung, er ißt nur noch, was ihm bekommt und hat schon 6 kg zugenommen.

Ohne schulmedizinische Anerkennung der Phosphatempfindlichkeit und ihrer Folgen ist mit Hilfe für diesen Personenkreis nur sehr eingeschränkt zu rechnen, das heißt nur durch die Angehörigen.

Die chemische Phosphatreduktion durch Aluminiumhydroxid und die Kontrolle des Säure-Basen-Haushaltes bieten jetzt Testmöglichkeiten, von denen wir in der Vergangenheit nur träumen konnten. Sie ergeben zahlenmäßig faßbare Werte, die am symptomfreien – am gesunden – Kind im Vergleich zum Kind unter Phosphatintoxikation gewonnen werden können, d. h. nach den üblichen, klinischen Vorstellungen.

Seit 1980 haben sich in Deutschland und in der Schweiz Selbsthilfegruppen gebildet, die betroffene Eltern bei der Anwendung phosphatreduzierter Kost beraten und unterstützen. Sie wollen weder Forschung betreiben, noch therapieren. Wenn die Familien gelernt haben mit der Diät umzugehen, werden sie wieder in ihre Privatsphäre entlassen. Je unauffälliger sie fortan ihr Eigenleben führen können, umso besser ist es.

Allerdings konnte in diesen Gruppen eine Vielfalt von Beobachtungen gesammelt werden, so daß inzwischen die Phosphatschäden genauestens beschrieben werden konnten.

Zu diesen Beobachtungen haben auch vielfach die Pädagogen beigetragen. Sie haben die verdrehten, lernunfähigen, oft gar nicht liebenswerten Kinder in den Klassen sitzen, die ihre durchaus vorhandene Intelligenz nur dazu zu nutzen scheinen, sich unbeliebt zu machen. Wenn die Diät sie ändert, erleben die Lehrer das „Wunder": Kleine Teufel verwandeln sich in freundliche, liebenswerte Kinder. Man wird an alte Geschichten von Wechselbalg und Persönlichkeitsverwandlung erinnert, in denen der gleiche Kern steckt.

Das Phosphatproblem wurde durch private Initiative aufgezeigt und angestoßen, sie hat selbst in Kliniken hineingewirkt, in denen sich die meisten schwer betroffenen Kinder sammeln. Durch Geldmangel und Interesselosigkeit sind die psychiatrischen Landeskliniken eingeengt und so – in der Regel – zu Bewahranstalten degradiert.

Von der Landesklinik in Marl wird von einem Versuch mit phosphatreduzierter Kost bei 22 Kindern berichtet. Eins von den Kindern, ein hirngeschädigtes, hat auf die Ernährungsumstellung nicht reagiert. Die übrigen Kinder verloren ihre Aggressivität und gewannen die Fähigkeit zum verbalen Kontakt zurück.

Als man den Kindern am 29. Tag ein normales Frühstück gab, begannen eine halbe Stunde später die vorher bekannten Schwierigkeiten.

Alle diese Kinder wären allein durch Diät zu normalisieren. Sie brauchten keinen Klinikaufenthalt, wenn das Elternhaus zu einer phosphatreduzierten Ernährung der Kinder bereit und in der Lage wäre. Leider liegt hier ein Problem. Die Voraussetzungen im Elternhaus sind nur vereinzelt gegeben. Hier ist der Staat gefordert, sich zur Deklaration der Phosphate etwas einfallen zu lassen.

Am 16. Januar 1988 hat Dr. *Andreas Schneider*, Kinderarzt in Basel, vor der Jahresversammlung der Schweizerischen Phosphat-Liga über seine Erfahrungen mit der Diät berichtet. Er hatte im Kantonsspital in Winterthur eine streng kontrollierte Versuchsserie unter wissenschaftlichen Bedingungen durchgeführt. Bei stationären Patienten stellte er fest, daß sich das Verhalten durch phosphatreduzierte Kost normalisierte, aber auch, daß die Verhaltensänderung an den pH-Wert des Speichels gekoppelt war; er verschob sich – mit der Verhaltensänderung parallel – aus einem relativ alkalischen Wert (um etwa eine Einheit) in den sauren Bereich. Dr. *Schneider* beobachtete weiter, daß Drogensüchtige zu einem hohen Anteil vor der Einnahme der Drogen als verhaltensgestört galten. Das begründet den Verdacht, daß die Drogensucht eine Flucht aus dem Mißempfinden der Verhaltensstörung ist.

Ritalin und Opiumderivate erzeugen in gleicher Weise Azidose, stellen augenblicklich das Mißbehagen und die Unruhe bei Verhaltensgestörten ab. (Und erzeugen Zahnkaries!) Wir sind auf Grund von Erfahrungen der Ansicht, daß die beklagenswert hohe Rate an Versagern beim Drogenentzug darauf zurückgeht, daß der Patient sein altes Mißgefühl zurückerhält. Der Entzug kann aber nur dann gelingen, wenn dem Patienten – durch phosphatreduzierte Kost – Wohlbehagen vermittelt wird.

Dr. *Schneider* verwies bei seinem Vortrag darauf, daß bei der Untersuchung auf eine sehr sorgfältige Abklärung der Hirnfunktionen geachtet worden sei. Die Resultate lagen im Normalbereich. Es gab auch keine „Ereignisse" im perinatalen Bereich, d.h. die Kinder hatten keine Geburtsschäden. Die Computer-Tomogramme waren unauffällig. *Schneider* meint, daß eine erbliche Genese die wahrscheinlichste Ursache der Verhaltensstörung sei.

Wir stimmen zu: die Disposition der Phosphatempfindlichkeit wird mit der Art des Stoffwechsels ererbt und vererbt.

Eine Gruppe um *Spranger* und *Steinhausen* konstruierte vor einigen Jahren einen Zusammenhang zwischen Alkoholismus der Väter und Phosphatempfindlichkeit ihrer Kinder. Damit waren die Kinder wieder in die Ecke der Defekten, der Minderwertigen, gedrängt. Wir interpretieren den Zusammenhang umgekehrt. Die Väter flüchteten aus ihren Mißempfindungen in den Alkohol; der Alkoholismus ist Folge der Phosphatintoxikation der Vätergeneration und nicht Ursache für Hirnschäden und Verhaltensstörung ihrer Nachkommen. Hier wurden Ursache und Wirkung verwechselt.

1.2 Fälle, die die Entdeckung bestätigen – Lebensgeschichten von MzD-Kindern

Eltern berichten über Diäterfolge;
(aus Briefen und Telefonanrufen an die Autorin)

Norbert

Achtjähriger, blasser, schwieriger Junge, bekommt Frubiase-Calcium-Trinkampullen ärztlich verordnet. Wird außerordentlich unruhig, zappelt herum, kann sich nicht konzentrieren – noch weniger ansprechbar als vor der Trinkkur. Nach Absetzen des Präparates gehen die verstärkten Erscheinungen zurück; Phosphat-Diät führt zur vollständigen Normalisierung des Jungen.

Friedrich

Zehnjährig mit MzD-Symptomatik. Ärztliche Diagnose: Minimaler frühkindlicher Hirnschaden, ohne EEG-Zeichen. Ab drittem Lebensjahr durch Koordinationsstörungen im motorischen Bereich auffällig. Zunehmende motorische Unruhe mit psychischen Folgestörungen. 1977 erhebliche Zustandsbesserung. Rückfall nach veränderter Ernährung. Mutter erkennt Zusammenhang zwischen dem Verzehr bestimmter Nahrungsmittel und den Rückfällen. Diese Nahrungsmittel stimmen mit den „verbotenen" der phosphatreduzierten Kost überein.

Ab 1978 erhält Friedrich phosphatreduzierte Diät. Nach vier Jahren berichtet die Mutter: „Es gibt keine Probleme mehr; meinem Sohn geht es gut".

Arthur

erhält mit fast zwei Jahren in seinen Vorsorgepaß den Vermerk: „schwer verhaltensgestört". Er ist nach ruhiger Babyzeit unstet, aggressiv. Beruhigungsmittel machen ihn nachts unruhig, tagsüber noch zappeliger. Er zerstört Blumen, wirft Eier aus dem Kühlschrank, quält Haustiere, beißt sich und andere – vermag nicht zärtlich zu sein. Die Nachbarn beschweren sich. Der Kinderarzt verweist die Eltern an den Psychotherapeuten. Stundenlange Gespräche bringen keine konkrete Hilfe. Durch den „Stern"-Artikel (Nr. 40 vom 21. 9. 78) angeregt, wird die Ernährung des Jungen auf Babykost (Gläschen) umgestellt. Er bekommt keine Süßigkeiten und keine Schokolade. Bereits nach einem Tag tritt Besserung ein.

Inzwischen ist Arthur acht Jahre alt. Er lebt bei der Großmutter (Mutter war in ihrer Kindheit und Jugend ebenfalls verhaltensgestört; Eltern sind geschieden). Es wird eine eingeschränkte Diät eingehalten. Yoghurt und Eis verursachen Rückfälle.

Sven

sollte wegen Verhaltensstörungen in die Sonderschule. Phosphatreduzierte Diät und eine einsichtige Lehrerin bewahrten ihn davor. Bei Rückfällen schickt die Lehrerin Sven umgehend nach Hause, so daß die Rückfall-Ursache erkannt werden kann.

1979 Schulwechsel zum Gymnasium. Hier erkauft sich Sven starke Rückfälle am Getränkeautomaten der Schule. Seit dieses Unfallrisiko ausgeschaltet ist, ist Sven völlig unauffällig.

Markus

seit dem zweiten Lebensjahr wird er von Arzt zu Arzt gereicht – erfolglos. Ritalingabe und Wiedemann-Kur nutzlos. Im Oktober 1978 – Markus ist inzwischen 19 Jahre alt – liest seine Mutter den Stern-Report über phosphatempfindliche Kinder. Sie motiviert ihren Sohn, die Diät zu versuchen. Die Diät wirkt. Markus fühlt sich gut. Er und seine Familie befürchten nun den Rückfall während der Bundeswehrzeit, weil Markus in der Kaserne kaum Diät wird einhalten können.

Martin

„grunzt wie ein Schwein" durch die Nase. Eine Nebenhöhlenentzündung wird mit Penicillin behandelt. Trotz Abklingen der Entzündung verschlimmert sich das Ganze. Doppelseitige Otitis media, Penicillinbehandlung. Weitere ärztliche Therapie wegen Tubenerguß. Das „Grunzen" bezeichnet der Arzt als „dumme Angewohnheit", zumal Martin öfter „Ticks" hatte (zwinkerte mit den Augen, spuckte um sich, zog sein Hemd hoch, hatte alle Muskeln dauernd in Bewegung). Seine schulischen Leistungen sind gut, nur sein Verhalten ist auffällig. Der Psychiater findet nichts, EEG normal. Entspannungstherapie mit Beruhigungsmitteln – ohne Erfolg. Auch die verordneten 40 Ritalintabletten bringen keine Veränderung. Der Junge steht nachts mehrmals auf, läuft weinend und schreiend umher. Während des nächtlichen Umherlaufens in der Wohnung nicht ansprechbar; erinnert sich am darauffolgenden Tag an nichts. „Es war, als ob sein Körper unter Strom stände". Jetzt diagnostizierte der Arzt Hyperkinese. Er behandelt mit A-Mulsin, Ergenyl und homöopathischen Medikamenten. Schwierigkeiten in der Schule durch sein freches, aggressives Verhalten sind Anlaß für die Eltern, mit Martin eine Beratungsstelle aufzusuchen.

Zu dieser Zeit wird die Mutter von einem Arzt an mich verwiesen. Sie erhält das Phosphat-Buch. Im Oktober 1982 bei einer Versammlung der Phosphat-Liga berichtet Martins Mutter, daß es dem Jungen gut geht. Die Ticks und auch das „Grunzen" sind verschwunden. Er hält weiter Diät.

Matthias

Der Elfjährige ist unruhig und auffällig, zeigt Empfindlichkeit gegen Menschenansammlungen, er braucht Für-sich-sein, Ruhe, Auslauf. Er hat Kreislaufbeschwerden, Hypotonie und Herzrhythmusstörungen, Schlafstörungen, ist motorisch unruhig, aggressiv, nennt seine Mutter „alte Hexe" und schreit „Ich hasse Dich!" Nach einer Woche Diät ist er völlig verwandelt. Die Diät wird für die Schulstunden mit geringen

Mengen Ritalin unterstützt. 1981 erreicht er im Gymnasium ein ausgezeichnetes Zeugnis. In dieser Familie wird bemerkt, daß sich auch der Vater durch diese Kost verändert hat. Der etwas starre Mann wird freundlich, teilnehmend, und die gestörte Ehe wird gerettet.

Egon

Die Familie zog im Januar 1976 in ein Haus mit Phosphatschleuse zur Wasserenthärtung. Im August 1976 wird Egon geboren. Er hat Verdauungsstörungen, Aufstoßen und Schlafstörungen, nach dem Genuß von Kaba, Schokolade, Haferflocken und Rosinen Durchfälle. Mit einem Jahr werden Egon die Polypen entfernt; leichte Zustandsbesserung. Ende Juni 1978 ist der Dosierbehälter der Wasserenthärtungsanlage leer. Die Anlage wird mit Leitungswasser aufgefüllt. Jetzt normalisiert sich die Verdauung des Jungen.

1979 wieder Durchfälle, außerdem Schmerzen in den Beinen, Egon kann schlecht gehen. Der Kinderarzt stellt nichts Anomales fest. Durchfall jetzt auch nach Genuß von Vollkornbrot und Eis; rohes Obst, Pfirsichkompott und Karotten werden nicht verdaut. Phasenweise ist Egon aggressiv, übermäßig lebhaft, stottert und provoziert bei der Gymnastik. Er näßt und kotet wieder ein. Als die Mutter von Phosphat-Diät hört und sie anwendet, bessert sich Egons Zustand; nur bei Diätfehlern treten Rückfälle auf. Seit 1980 wird die Diät strikt eingehalten, seither geht es Egon kontinuierlich gut.

Ottwin

fiel in der Grundschule auf. Schulhefte fehlen oder sind zerrissen, Radiergummi und Bleistifte zerbrochen, Federn gespreizt; aggressives Verhalten; „Kaspern" während des Unterrichts. Ernähren mit Babykost verbessert sein Verhalten; bei Normalkost Rückfälle. Gymnasium mit Internatsunterbringung bringt keine Verhaltensbesserung. Ottwin muß nach Hause zurückgeholt werden.

1978 drei Monate klinisch-psychiatrische Behandlung. Bitte um phosphatreduzierte Ernährung lehnt die Klinik ab. Nach dieser Behandlung zeigt sich Ottwin sehr verängstigt. Jetzt beginnt die Mutter, den Jungen phosphatreduziert zu ernähren. Es zeigen sich erste Erfolge. Hauptschule am Wohnort bescheinigt „stetige Mitarbeit" und „vorbildliches Betragen". Erneuter Wechsel zum Gymnasium bedingt langen Schulweg. Das verführt Ottwin zum Naschen und Colatrinken. Insbesondere nach Cola-Genuß extreme Rückfälle für jeweils drei Tage. Ottwin erhält zusätzlich zur Diät Ritalin. Die Wirkung ist schwankend. Ottwin ermüdet schnell und beteiligt sich nicht ausreichend am Unterricht, benimmt sich in der Schule zeitweise skandalös, während das häusliche Verhalten tadellos ist.

Ein erneuter Test zeigt, daß Ottwin extrem phosphatempfindlich ist und strengste Diät braucht.

Heinz

Adoptivkind, 4 Jahre alt, sehr blaß mit empflindlicher Haut, schwachen Muskeln, Blähbauch, Hodenhochstand; sonst gesund. Hungert nach Aufmerksamkeit und Zuneigung; zerbricht Spielzeug; die Hände des Kindes sind in dauernder Bewegung, die Lippen plappern unentwegt. Heinz läßt Erwachsene nicht in Ruhe, erzwingt ihre Aufmerksamkeit, verhält sich auch in der Gruppe so, daß man nach ihm sehen muß. Hat aber keinen echten Kontakt zu anderen Kindern; im Kindergarten nicht tragbar.

Heinz ist manuell ungeschickt, hat Schwierigkeiten, seine Glieder zu koordinieren, kann schlecht stehen und laufen, fällt häufig hin, hat wenig Ausdauer. Er ißt unverhältnismäßig viel, besonders Fleisch und Süßes, aber kein Gemüse. Er kann folgerichtig denken, redet sich immer heraus; wenn etwas für ihn unangenehm ist, versteht er, von sich abzulenken; wenig Interesse an Information, schlechte Konzentrationsfähigkeit, kann nichts behalten. Sprachentwicklung verzögert. Probleme beim Lautieren (Sprachmuskulatur), auch Schwierigkeiten mit Wortwahl und Grammatik.

Nach Einführung der phosphatreduzierten Diät kann der Junge allein ausdauernd spielen, malt erste Bilder, provoziert nicht mehr, ist ruhiger und ausgeglichener, schläft ruhiger, ohne zu schreien; keine Auffälligkeiten mehr. Bei Diätunterbrechung (um die Kindergärtnerin zu überzeugen, wie unverzichtbar Diät für das Kind ist) Rückfall. Kindergärtnerin bittet um Fortsetzung der Diät, sonst könne sie „das nicht mehr mitmachen" (gemeint ist das Verhalten des Jungen bei Normalkost!).

Herbert

Der 16jährige, „der sich seit dem Erscheinen des Sternartikels strikt an die Diätvorschriften hält, hat sich in seinem Wesen sehr zu seinem Vorteil gewandelt und an Konzentrationsfähigkeit gewonnen; seine Einordnung in das Familienleben hat sich entscheidend verbessert, und sein Interesse und seine Beständigkeit haben wesentlich zugenommen. ‚Ausrutscher' lassen sich nicht vermeiden, die Klippe ist Schokolade ... Seit einem Jahr darf (Herbert) reiten ... seine Arbeit mit dem Pferd ist tadellos. Aber er sagt: „Ich komme mit dem Pferd nicht klar, wenn ich genascht habe". Nach Schwierigkeiten mit dem Gymnasium wechselte er zur Realschule, ... jetzt macht ihm die Schule Spaß ..."

Bernd

hat zu Beginn der Diät einen Schulrückstand von rund zwei Jahren. Nach Einhaltung phosphatreduzierter Kost bessert sich die Teilnahme am Unterricht, Bernd kann fast fehlerfrei abschreiben (sogar englisch!). Nimmt auch an außerschulischen Veranstaltungen teil. Rückfälle: durch Sauerkraut und eine großzügig bemessene Portion Rührei. „Es war alles wie ehedem. Er konnte nicht mehr abschreiben, überhaupt kaum leserlich schreiben. Sein offener Blick, das Lachen schwanden; dagegen war er bereit, bei jeder Forderung zu weinen oder zu jammern. Spielte nur noch allein, schlief schlecht, näßte wieder ein. Der Rückfall hat also deutlich gezeigt, wie unerläßlich die Diät ist und daß sie allein Ursache für ... positive Veränderung ist".

Susanne

bekommt seit September 1981 Diät. Schon nach vierzehn Tagen ließen Aggressivität und Unkonzentriertheit deutlich nach. Nach Milchgenuß Rückfall. Nach Absetzen der Milch (2½ Tassen pro Tag) und der Dienaplex-Tropfen, die ärztlich verordnet waren, ist Susanne wieder fröhlich und ausgeglichen. Eltern. Für uns grenzt das alles ... an ein Wunder ... wir atmen endlich auf. Dem sehr empfindlichen Kind, das Diät hält, geht es gut.

Klaus

13 Jahre alt, ißt seit wenigen Wochen Diät. Zum erstenmal in seinem Leben kann er etwas über sich selbst sagen: „Ich wachte immer mit so schlechter Laune auf, das blieb immer". Und: „Ich will mich immer so gut fühlen!" – Klaus kann sich jetzt mit Freunden unterhalten, Musik hören, merkt Temperaturunterschiede. Er streitet nicht mehr mit seiner Schwester. Trotzdem empfiehlt die Lehrerin den Wechsel zur Sonderschule.

Beim Zahnarzt tritt nach einer Injektion von Sympathikushormon Adrenalin zur Erzeugung von Blutleere – etwa nach einer Stunde – ein schwerer Rückfall ein, der bis zum darauffolgenden Tag anhält. Beim nächsten Zahnarztbesuch wurde mit Ritalin (das über die Adrenalin-Reaktion hinauswirken kann) vorgebeugt. Nach fünf Stunden waren weitere 5 mg Ritalin und am darauffolgenden Morgen eine weitere kleine Dosis Ritalin nötig.

Detlef

ist ein Problemkind, seine Familie eine Problemfamilie, als Detlefs Schwester, eine Medizinerin, den Stern-Report über MzD-Kinder liest. Die geschilderten Symptome dieser Kinder stimmen mit denen ihres Bruders überein. Auch er ist hyperaktiv, von geringer psychischer Belastbarkeit, unkonzentriert und von diffusen Angstzuständen gequält.

Detlef besteht den Schultest glänzend und wird normal eingeschult. Die ersten Zeugnisse sind gut. Dann kommt ein Einbruch. Die Probleme mit Lehrern und Mitschülern nehmen zu, die Leistungen ab. Zwei Psychologen werden konsultiert – ohne Erfolg. Ab der vierten Grundschulklasse gilt Detlef als verhaltensgestört. Trotzdem Versetzung zum Gymnasium. Weitere Schwierigkeiten: wird alleingesetzt, Leistungsspiegel sinkt. Erster Diätversuch, Diät spricht an. Rückfall nach unerlaubtem Bockwurstessen belehrte Detlef, daß er konsequent seinem Diätplan folgen muß. Nach sporadischen Rückfällen werden weitere, „beschränkt zugelassene" Nahrungsmittel eliminiert.

Mit der Diät bleibt das Leistungsniveau ein Jahr konstant, geht sogar nach oben. Drei Jahre nach Diät-Beginn gehört der Junge zur vorderen Hälfte der Klasse. Aus dem unruhigen, aber lethargischen, interesselosen Jungen ist ein außerordentlich aktiver geworden, der bei Lehrern und Mitschülern beliebt ist. Das Klima in der Familie hat sich ebenfalls stetig gebessert. „Was uns am meisten beglückt", so der Bericht, „Detlef steckt mit Witz und Fröhlichkeit andere an. Aus unserem Sorgenkind ist ein Mensch geworden, an dem wir täglich Freude haben. Wie glücklich wir durch die Änderung geworden sind, welche die Kenntnis Ihres Buches ausgelöst hat, können wir kaum beschreiben".

Alfred

ist zwei Jahre lang ein ausgeglichenes, ruhiges Kind. Dann wird er wegen Pseudokrupp ins Krankenhaus eingewiesen, bekommt eine Lungenentzündung und – Antibiotika. Aus dem Krankenhaus kehrt ein ängstliches weinerliches Kind zurück. Alfred will nur noch an der Hand gehen, auch nachts soll die Mutter seine Hand halten. Nach einer Tonsillektomie mit $3\frac{1}{2}$ Jahren wird er freier (vereiterte Tonsillen wirken als Dauerstreß!).

Im Kindergarten auffällig. Beim Schuleintritt noch keine Kenntnis von Farben, Zahlen und Buchstaben. Im Kontrast zur jüngeren Schwester deutlich retardiert. Während der Grundschulzeit trotz Lernschwierigkeiten (sitzt lange an seinen Schulaufgaben) Leistungen im ersten Klassendrittel. Alfred ist noch immer ängstlich, unselbständig, pedantisch, von mangelnder Entscheidungskraft und Konzentration, von fehlender Umsicht; ist Stimmungsschwankungen unterworfen. Mit sieben Jahren fällt Alfred durch Stottern auf. Er schafft den Wechsel zum Gymnasium, braucht aber immer mehr Zeit für seine Hausaufgaben.

1977 Beginn mit Diät (in der damals noch sehr unvollkommenen Form). Das Stottern nimmt ab und ist inzwischen ganz verschwunden. Konzentration, Merkfähigkeit und Aufnahmefähigkeit sind merklich verbessert. Alfred steht mit seinen Schulleistungen an der Spitze der Klasse. Rückfälle zeigen ab und zu in eklatanter Weise, was Nahrungsphosphat für Alfred bedeutet. Schlagartig nimmt er ein störrisches Wesen an, spricht leise und weinerlich und ist keinem Argument zugänglich. Der letzte Rückfall war im Sommer 1982 nach einer einzigen Tasse Kakao (nach vier beschwerdefreien Jahren!).

Inge

12 Jahre alt, Einzelkind. Hüftluxation korrekt und erfolgreich behandelt, als Kleinkind motorisch verzögert, konnte mit achtzehn Monaten weder laufen noch sprechen. Universitätsklinik Tübingen: „Spätentwickler". Mit zwanzig Monaten läuft Inge, fällt aber oft hin, ist auffallend unruhig und zappelig. Kinderpsychiatrie diagnostiziert Hirnschaden und prophezeit Sonderschule, verordnet Krankengymnastik und Sprechtherapie.

Mit fünf Jahren macht sich Inge immer noch mit Zeichen verständlich. Sie bleibt vier Jahre im Sprachheilkindergarten und wechselt mit 8½ Jahren in eine Sprachheilschule mit Grundschulplan. In der zweiten Klasse Klagen über Konzentrationsmangel, Zappeln, Unruhe; Inge ist nicht fähig, selbständig zu arbeiten, macht keine Hausaufgaben, stört die Klasse. Der Hausarzt verordnet Pyrithioxin (Encephabol) zur Beruhigung – gegenteiliger Effekt tritt ein. Medikament wird abgesetzt. Zeitweise treten Absencen auf. Kinderpsychiatrie stellt im EEG stärkere Anfallbereitschaft fest. Computertomogramm gibt keine Auskunft. Tägliche Ergenylgaben sistieren Anfälle. Die dritte Klasse wird erfolglos wiederholt. Inge soll zur Sonderschule.

Diätversuch: Inge ist ruhiger, ausgeglichener, verständiger. Kind beschäftigt sich allein, ist gefällig, singt vor sich hin, malt helle, frohe Bilder. Rückfälle nach zwei Broten mit Lyoner Wurst oder Käsekuchen (aus sechs Eiern). Überweisung in eine Schule für Lernbehinderte kann nicht vermieden werden. Insgesamt ist Inge wie auch der Lehrer feststellt, viel ruhiger und ausgeglichener geworden.

Kurt

18 Jahre alt, wird nach mehreren anderen Schulversuchen auch aus dem Internat als „nicht internatsschulfähig" zurückgeschickt. Lehre droht ebenfalls zu scheitern. Versuch mit Aluminiumhydroxid normalisiert den Jungen. Rückkehr in das Internat. Kurt zeigt sich liebenswürdig und freundlich. Er hat den Führerschein gemacht. Kurt ist auf Aluminiumhydroxid angewiesen, weil im Internat keine Möglichkeit für eine phosphatreduzierte Diät besteht.

Jörg

20 Jahre alt, litt an Verhaltensstörungen mit Legasthenie und Sprachstörung. Er mußte vor jedem Versuch zu sprechen laut schreien (er konnte das Schreien, wenn es ihm ausnehmend peinlich war, für kurze Zeit unterdrücken!). Mit Diät verschwand der Schreizwang. Rückfälle bei Eis- und Kakaogenuß. Jörg nimmt jetzt Aluminiumhydroxid, um Resterscheinungen der MzD (Neigung, den Clown für andere zu spielen) zu eliminieren.

Hermann und Hanna

Adoptivkinder, ehelich geboren, verwahrlost, bei Aufnahme in die Adoptivfamilie 3 und 4 Jahre alt. Beide Kinder konnten nicht sprechen, verständigten sich untereinander in einer Art Kindersprache. Mit fünf Jahren spricht Hermann unentwegt, tobt und schreit herum, auch im Kindergarten. Bestraft, jubelt er in seinem Zimmer herum. Nachts sitzt er heulend im Bett, morgens wacht er weinend auf. Beruhigungsmittel regen ihn noch mehr auf. Sein Aussehen ist blaß, trotz guter Ernährung bleibt er mager. Bei Krankheitsfällen, wenn er kaum ißt, fällt er durch normales Verhalten auf. 1979 wird drei Monate phosphatreduzierte Kost getestet, aber Hermann reagiert darauf nicht.

Hanna ist ein großes, ruhiges Mädchen geworden. Sprachdefizite holte sie nur langsam auf. Hat starke Berührungsangst, erstarrt zum „Stock", wenn man sie auf den Arm nehmen will. Die Kiefer des Kindes verklemmen sich.

Bei beiden Kindern zeigten sich die Zähne völlig kariesfrei. 1981 erneuter Diätversuch für beide Kinder, für Hanna mit vollem Erfolg. Sie ist freundlich und kontaktfähig, sie konnte in die Realschule aufgenommen werden. Aber auch Hermann machte die Schule keine Schwierigkeiten mehr, er ist rücksichtsvoll gegen seine Schwester und zeigt überhaupt ein normales Verhalten. Rückfälle bei Diätfehlern: dann ist Antiphosphat hilfreich. (Der Originalbrief umfaßt 4 Seiten mit vielen Details aus dem bisherigen Leben der Kinder).

Besondere Briefe und Berichte.

1. Am 11. März 1980 schrieb die Mutter eines betroffenen Kindes an den Bundesausschuß für volkswirtschaftliche Aufklärung in Bonn, daß

sie sich aufgrund des Stern-Reports das Phosphat-Buch gekauft und die empfohlene Diät an ihrem Sohn getestet habe. Sie hatte eine besonders gute Möglichkeit dazu, weil sie die genau deklarierten Lebensmittel in einem PX-Laden der Amerikaner kaufen konnte. In ihrem Brief heißt es wörtlich: „Der überaus bemerkenswerte und durchschlagende Erfolg der Diät war so gravierend, daß ich meinen Sohn nicht wiedererkannte. Erfolge bereits nach einem Monat, auch für die Lehrerin sichtbar".

Die Briefschreiberin bat den Ausschuß, seinen ganzen Einfluß geltend zu machen, die Kennzeichnung aller Bestandteile der Nahrung den Herstellern von Lebensmitteln zur Pflicht zu machen. Es sei schwierig, die Diät ohne eine solche Deklarierung einzuhalten. Außerdem sei es wichtig, daß die Phosphatzusätze drastisch eingeschränkt würden. Die Briefschreiberin beobachtete an den Rückfällen die Wichtigkeit und Notwendigkeit der Diät für MzD-Kinder. Sie sagte, „Leiden" sei das richtige Wort für die Erfahrungen, die diese Kinder machen müßten.

2. Am 14. Januar 1980 schrieb eine Frau aus Hanau, die aus eigener Initiative Mütter von verhaltensgestörten Kindern mit unserer Diät vertraut gemacht hat, an das Forschungsinstitut für Kinderernährung in Dortmund: Sie berichtet, daß Mütter, die die phosphatfreie Kost durch einige Wochen durchgehalten hätten, eine „frappierende und der Umwelt auffallende" Besserung im Verhalten ihrer Kinder beobachtet hätten, allerdings „mehr oder weniger häufig unterbrochen durch mehrtägige Rückfälle", deren Auslöser bestimmte Genuß- und Lebensmittel gewesen seien. „Es sieht nach unserer Beobachtung so aus" – so die Briefschreiberin – „daß das Syndrom in voller Stärke auftritt, wenn ein bestimmter Phosphat-Pegel überschritten ist. Die Kinder sind dann kaum ansprechbar, hektisch, huddelig, unkonzentriert, schlafen schlecht ein usw.".

3. Bericht eines Psychologen vom 17. Oktober 1981: Ein elfjähriger Junge, schwer verhaltensgestört mit heftiger, dranghafter Unruhe, impulsiver, wahlloser ungerichteter Aggressivität in Schule und Elternhaus. Das EEG zeigte zerebrale Übererregbarkeit auf (die Geburt war mit Komplikationen einhergegangen). Im Intelligenztest mangelhafte Leistungsfähigkeit, nahe Debilität. Die seriösen, kritischen Eltern hielten eine exakte Diät ein, und schon nach wenigen Tagen stellten sie eine enorme Verhaltensbesserung bei dem Jungen fest. Nach einer

Woche bediente sich der Junge mit großem Heißhunger an einer Bude mit Pommes frites und Cola. Noch am gleichen Abend brachen die Verhaltensstörungen einschließlich Einschlafschwierigkeiten wieder voll durch. Dann hielt sich der Junge an die Diät, und nach einem halben Jahr etwa erscheint er nahezu normalisiert. Auch in der Schule verbesserten sich Verhalten und Leistung erheblich.

4. Auszug aus einem Beitrag der Kinderärztin Dr. *Ursula Klemm* zum Thema hyperkinetisches Syndrom des Kindes in „Der Kinderarzt" vom Dezember 1983:

„... ich habe mich, trotz großer Zweifel, der Therapie von *Hertha Hafer* mit phosphatreduzierter Kost bedient, obwohl ich die vielfältige Literatur kenne, die mit Hilfe chemischer und statistischer Analysen zu beweisen versucht, daß diese Therapie nicht geeignet sein kann!

Dagegen stelle ich die Versuche in der Praxis mit guten, z. T. unglaublich guten Erfolgen. Dagegen stelle ich auch die Erfahrungen der Rückschläge durch einen Diätfehler. Warum aber ein Glas Cola oder ein Stück Backpulverkuchen einen so eklatanten Rückfall auslöst mit den verhältnismäßig geringen Phosphatmengen – das kann ich ebenso wenig wie die verschiedenen lebensmittelchemischen Institute erklären. Man muß es einfach erlebt haben!

Ich weiß also genau, daß die allgemeine medizinische Meinung diese Therapie ablehnt. Doch um diesen Kindern und Familien zu helfen, möchte ich den niedergelassenen Kollegen eine Anregung geben, diese Therapie zu wagen, zumal die Diät völlig unschädlich und auch nicht vitaminarm ist. Der Erfolg wird ihnen recht geben, auch wenn die wissenschaftlichen Beweise z. Zt. noch nicht vorliegen.

... Nach meinen Erfahrungen wird ein hyperkinetisches, schwer verhaltensgestörtes Kind nach drei bis vier Tagen Diät deutlich verändert und völlig normal in seinem Verhalten. Es kann plötzlich zuhören, sich konzentrieren, es kann Rücksicht und Einsicht zeigen, und es ist guter Laune. Aber einzelne Kinder reagieren erst nach zehn bis vierzehn Tagen Diät positiv.

Nach einem Diätfehler aber tritt der alte, oft unerträgliche Zustand nach 20 bis 60 Minuten wieder ein. Und das erfolgt mit der Sicherheit eines Naturgesetzes! Gerade die Rückfälle nach einem Diätfehler sehe sich als absoluten Beweis der Methode von *Hertha Hafer* an."

Erfreulicherweise gibt es inzwischen auch Institute, die Schüler auf Wunsch phosphatreduziert ernähren.

Das Schülerheim Fredeburg, *W. Kling*, Kapellenstraße 5–8, 57392 Schmallenberg-Fredeburg ist ein ganz normales Institut, das aber Kinder aufnimmt, die phosphatreduziert ernährt werden sollten.

Vom Ev. Kinderheim für seelich belastete Kinder in Celle wird von sehr guten Erfolgen mit phosphatreduzierter Kost berichtet.

Das Lehrinstitut Eberhardt in Mainz ist eine empfehlenswerte Institution für Jugendliche, die ihre Verhaltensstörungen überwunden haben und versäumte Schuljahre nachholen wollen.

Schwierig wird die Ernährung junger Menschen, die auf Kantinen oder ähnliche Großküchen angewiesen sind, in den Kasernen, in Heimen, Krankenhäusern und nicht zuletzt in den Haftanstalten.

2 Wissenschaftlicher Exkurs zum Problem MzD

2.1 Beschreibung des Syndroms in der Literatur und Stellungnahme

In der Weltliteratur wird das Syndrom der Minimalen zerebralen Dysfunktion fast übereinstimmend beschrieben. Den dominierenden Anteil dieser Literatur liefern die Vereinigten Staaten von Amerika. Da die amerikanischen Publikationen im deutschsprachigen Raum – mit Ausnahme von Wender – nicht zugänglich sind, sollen sie hier in aller Kürze mitgeteilt werden.

1976 haben *Ross* and *Ross* in ihrem Buch „Hyperactivity, Research, Theory and Action" diejenigen Verhaltensweisen zusammengestellt, die sie bei MzD-Kindern fanden. Sie betreffen die folgenden Bereiche.

1. Hyperaktivität:

unfähig, still zu sitzen, die Kinder fummeln herum, reden zuviel, gehen „in alle Dinge hinein".

2. Konzentrationsschwäche und Ablenkbarkeit:

unaufmerksam, ablenkbar – unachtsam, leichtsinnig, fahrlässig –, bleiben nicht beim Spielen und werden mit nichts fertig.

3. Kontaktunfähigkeit:

Kontaktunfähigkeit bei großem Bedürfnis nach Anteilnahme – unvorhersehbare Zeichen von Zuneigung – konstantes Verlangen nach Aufmerksamkeit – sind widerspenstig, trotzig – sie spielen so, daß Erwachsene eingreifen müssen – sie summen, machen Geräusche, plappern vor sich hin – sind übermäßig bemüht zu gefallen, sie können Zurückweisungen und Enttäuschungen nicht verkraften.

4. Fixierung auf Gewohnheiten:

gewöhnen sich nur langsam an Veränderungen ihrer Umgebung – haben Einordnungsschwierigkeiten und folgen keinen Anweisungen – ziehen sich vor neuen Personen und Objekten zurück.

5. Aggressionen:

hänseln andere Kinder, stören ihre Aktivitäten – sind ungewöhnlich aggressiv, daher unbeliebt bei Mitschülern – sie prügeln sich und zerstören Spielzeuge, Möbel und andere Materialien. Als besondere Eigenschaft wird die Neigung zum Lügen aufgezeigt.

Wender, der als Klassiker der Verhaltensforschung in den USA gilt, hat in seinem Buch „Minimal Brain Dysfunction in Children" u. a. folgende charakteristische Funktionsanomalien aufgezeigt:

1. Hohe motorische Aktivität:

Wender gibt die Beschreibung eines Kindes durch seine Eltern wieder, das schon im „Ställchen" rastlos war, früh stand und lief und schließlich wie ein kindlicher King-Kong ausbrach, um die Wohnung der Eltern zu demolieren. Das Kind sei „in alles hineingegangen", habe alles angefaßt, alles kaputtgemacht.

Ältere Kinder verhielten sich nach *Wenders* Beobachtungen wie „Zappelphilippe". Sie seien sich der Unruhe und Rastlosigkeit bewußt und bezeichnen das als Nervosität. Der Hyperaktivität rechnet *Wender* auch die Logorrhoe, den Sprachfluß, zu. Manche seiner beschriebenen Kinder äußerten, sie müßten auch beim Schlafen weiterdenken.

2. Konzentrationsschwäche und -unfähigkeit:

Wender beschreibt, daß MzD-Kinder nichts fertigbringen, daß sie an nichts „dran bleiben" und nicht zuhören können; es scheine so, als nähmen sie es nicht wahr, wenn man mit ihnen spreche. Dagegen könnten sie sich an Details festklammern. Es fehle ihnen die Fähigkeit auszuwählen, was wichtig ist. Die Kinder „klebten" an ihren eigenen Ideen.

3. Mangel an Impulskontrolle:

Durch den Mangel an Impulskontrolle entstehe die Zerstörungswut der Kinder, aber auch ihr Lügen, Stehlen, Brandstiften, ihre sexuelle Rücksichtslosigkeit, Bettnässen und Einkoten. Hier ordnet *Wender* ihr rasches Aufbegehren ein, wenn es nicht nach dem eigenen Willen geht, das Verlangen nach unablässiger Aufmerksamkeit, ihren Mangel an Vorsicht und Übersicht, woraus sich Unordnung und Organisationsmangel ergäben, die Unfallhäufigkeit und schließlich das antisoziale

Verhalten Jugendlicher. *Wender* erwähnt, daß diese Kinder nutzlose Zerstörer sind, zwanghafte Diebe und Brandstifter. Für all diese Verhaltensweisen ist es nach ihm charakteristisch, daß sie autonom sind und nicht der normalerweise mit der Entwicklung zunehmenden Gewissenskontrolle unterworfen werden können. Das führt dazu, daß die Kinder häufig als Psychopathen eingeordnet werden. **Wender hält das Fehlen angemessener Kontrollfunktionen für den wichtigsten Faktor der gesamten Symptomatik.**

Wenn man hier einbezieht, was *Mac Lean* zur Hirnfunktion zu sagen hat, muß man schließen, daß Funktionen aus den älteren Gehirnen, aus Stammhirn und limbischem System, die weder bewußt noch verbal sind, durch Großhirnkontrolle nicht regiert werden können.

4. Mangel an mitmenschlichen Beziehungen:

Die mangelnde mitmenschliche Beziehungsfähigkeit von MzD-Kindern zeigt sich nach *Wender* an ihrem Widerstand gegen soziale Anforderungen, an erhöhter Unabhängigkeit und Extraversion (worin auch *Eysenck* mit ihm übereinstimmt). *Wender* nennt Adjektive wie stur, obstinat, negativistisch, herrisch (bossy), ungehorsam, unzugänglich als typisch, und er bezeichnet MzD-Kinder als „ewige Zweijährige". Er kennt keine wirksamen Maßnahmen gegen ihr Verhalten.

Nach *Wenders* Beobachtungen ändert sich das Verhalten in der Adoleszenz von der Obstruktion zum Absetzen mit aggressivem Unterton. Den Kontrollen Erwachsener entziehe sich das MzD-Kind, Altersgenossen versuche es zu beherrschen (daher sucht es sich häufig jüngere Gefährten). Daß solche Kinder keine Freunde haben, resultiere nicht aus pathologischen, schizoiden Zügen, sondern aus ihrem Verhalten. Als Phänomen erwähnt *Wender* weiter, wie leicht es diesen Kindern fällt, von zu Hause wegzulaufen. Sie schwankten zwischen Hunger nach Zuneigung und aggressiver Ablehnung.

5. Emotionsbereich:

Im Bereich der Emotionen beobachtete *Wender* wichtige Abweichungen: gesteigerte Labilität, Verstimmung und veränderte Reaktionsweisen bis zu verminderter Schmerzempfindlichkeit. MzD-Kinder reagieren auf keine Vorwürfe, auf keine Strafen, es sei denn, sie weichen der Berührung aus. Babys lägen schon wie „Blümchen-rühr-mich-nicht-an" (touch me not) in der Wiege. Ihre Reaktionen seien vielfach überdimensioniert, sowohl auf erfreuliche wie auf ärgerliche Ereignisse; sie gerieten einfach außer Fassung, besonders in Gegenwart vieler Menschen.

Wender hat auch beobachtet, daß MzD-Kinder auf Streß geringerer Intensität, zum Beispiel auf Hunger oder Müdigkeit, mit verstärkten Symptomen reagieren. Für ihn ist ein dysphorisches Zeichen – ein Zeichen von Verstimmung – ihre Unfähigkeit, sich zu freuen. Er machte im Zusammenhang mit der auffallenden Ängstlichkeit der MzD-Kinder noch eine andere interessante Feststellung; ihre Ängstlichkeit wirke neurotisch, und sie seien oft Kinder „überorganisierter", rigider Eltern. Sie unterschieden sich von schizoiden oder hirngeschädigten Kindern mit sonst ähnlichen Abweichungen, weil ihre Ängstlichkeit von umweltbedingten Situationen ausgelöst werde.

Während *Ross* and *Ross* von der Psychiatrie kommen, *Wender* von der Pädiatrie, haben *Carol Whalen* und *Barbara Hencker* von der South California University in Los Angeles ein sehr sorgfältiges Kompendium vom psychologischen Standpunkt aus gegeben. Sie zeigten – statt einzelner Aufzählungen – ein typisches Vorschulkind: Seine Mutter hatte bis zum 2. Lebensjahr keine Auffälligkeiten bemerkt. Dann grassierte am Ort der Mumps und der plötzliche Ausbruch der Symptome bei dem Kind war Anlaß, an eine Encephalitis zu denken. Aber der Verdacht bestätigte sich nicht.

Der Junge war hyperaktiv und unberechenbar. Wenn er nicht rannte, dann wackelte er auf seinem Sitz auf und ab oder hin und her. Seine Feinmotorik war beeinträchtigt, die Grobmotorik ungeschickt und plump. Wenn Erwachsene dem Jungen helfen wollten, konnte er, rasend vor Wut, mit seinen Fäusten auf sie losgehen. Wollte er ein Spielzeug aus einem Regal nehmen, warf er alles, was auf dem Regal stand, auf die Erde. Sah er bei einem anderen Kind ein Spielzeug, nahm er es dem Kind weg.

Die Aufmerksamkeitsspanne des Kindes war nach *Whalen* und *Hencker* kurz. Es konnte keine Geschichte zu Ende hören. Obwohl es einen IQ (Stanford-Binet) von 120 hatte, schien es niemals aus Erfahrungen lernen zu können. Der Junge schrie zwar nicht, wenn er auf die Erde fiel, aber um so mehr, wenn ihn eine Situation frustrierte. Fast verzweifelt bemühte er sich immer wieder, auf sich aufmerksam zu machen. Einmal kletterte er auf einen Baum, von dem sprang er auf ein Dach und versuchte, in den Kamin zu kommen; er wurde nur durch die Enge des Kamins gehindert. Er war stolz, daß andere Kinder sein Unternehmen beobachtet hatten. Aber die Anerkennung der Kinder blieb aus, sie fürchteten den Jungen.

Aus dem Kindergarten ist das Kind mehrmals ausgerissen.

Eine größere Untersuchung von *Battle* und *Lacey* zeigte bei hyperaktiven Knaben einen Mangel an Erfolgsstreben. Sie hielten sich für wenig intelligent, waren aber bei körperlichen Leistungen kühn, aggressiv und von großer Ausdauer; sie errangen Aufmerksamkeit und Beifall durch körperlichen Einsatz. Die psychologischen Testuntersuchungen ergaben große Übereinstimmung mit den klinischen Beobachtungen.

Von den Müttern dieser Jungen wird berichtet, daß sie den Vorschulkindern kritisch bis ablehnend gegenüberstehen, später auch noch ein Mangel an schützendem Verhalten hinzukomme; die Kinder erhielten für Ungehorsam ernste Strafen, und die Mütter neigten dazu, die Intelligenz der Kinder zu unterschätzen. Hyperaktive Mädchen haben es nach den Beobachtungen von *Battle* und *Lacey* leichter, sie werden weniger abgelehnt.

Weiss und *Hechtmann* haben MzD mit den folgenden Kriterien definiert. Je nach Alter exzessive allgemeine Hyperaktivität oder motorische Rastlosigkeit. In den Vorschuljahren impulsives Rennen, Klettern und Krabbeln; in der mittleren Kindheit Unfähigkeit stillzusitzen, die Kinder hüpfen und zappeln herum. Es fällt schwer, Aufmerksamkeit aufrechtzuerhalten und angefangene Dinge zu beenden; desorganisiertes Annähern an ein Vorhaben; Vergessen von Anforderungen oder Aufgaben. Impulsives Verhalten, schlampiges Arbeiten trotz redlichen Bemühens, sinnloses Reden, Stören des Unterrichts, nicht Abwarten-Können, Prügeln mit Kindern aus geringer Frustrationstoleranz.

Weiss und *Hechtmann* machen mehr als andere darauf aufmerksam, daß bei MzD-Kindern schon im Kindergartenalter der Ärger mit Menschen außerhalb der Familie beginne. Bekannte und Freunde mögen sie nicht im Hause haben, weil sie alles anfassen, kaputtmachen und unentwegt stören. Deshalb seien sie auch im Kindergarten ungern gesehen.

Die Auffälligkeit nach der Einschulung führen *Weiss* und *Hechtmann* auf die für MzD-Kinder unerfüllbaren Anforderungen der Schule zurück. Es ginge besser, wenn sich jemand allein um ein solches Kind kümmere (One-to-one-situation). Beim Heranwachsenden seien unsoziale, gegen die Allgemeinheit gerichtete Handlungen neben dem Schulversagen die wichtigsten Zeichen.

Die statistische Aufarbeitung der Untersuchungsresultate ergab kein absolut einheitliches Bild des Syndroms, es entfielen 45,6 Prozent auf aggressive, 23,4 Prozent auf hyperaktive Verhaltensweisen.

Der Deutsche *Lempp*, der in seinem Buch, „Lernerfolg und Schulversagen" nach Ursachen des Schulversagens sucht, beschreibt Unangepaßtsein im Klassenverband, Konzentrationsschwierigkeiten, verminderte Versagenstoleranz und Sich-Wichtig-Tun als typische Symptome. Er beschreibt die Ablenkbarkeit der Kinder und ihren Konzentrationsmangel, aber auch Perseveration und Persistenz der Aufmerksamkeit, wenn sie unwillkürlich ist. (Ein MzD-Kind kann entspannt und aufmerksam mit einem Buch befaßt sein, das es besonders interessiert, z. B. Comics, die das Thema dauernd wechseln. Ruft man es an, beginnt es sofort wieder zu zappeln [*Hafer*]).

Lempp gibt an, daß im Heim aufgewachsene Kinder eher hyperaktiv sind, während Kinder, die bei Großeltern leben, mehr zu Ängsten und Zwängen neigen, und er schließt auf einen Zusammenhang. Richtig ist, daß hyperaktive Kinder lästig und unerträglich sind und deshalb in Heime abgeschoben werden; die hypoaktiven Verhaltensgestörten dagegen können Großeltern zugemutet werden. *Lempp* verwechselt also Ursache und Wirkung. Er sieht dagegen richtig, daß MzD-Kinder leistungsunfähiger sein könnten als Normalkinder. Zu unterstreichen ist auch sein Standpunkt, daß besonders die Lehrer den verhaltensgestörten Kindern zu einem besseren Lebensgefühl verhelfen könnten.

Ein Phänomen, das den Schulalltag besonders stört, hat *Lempp* als erster umfassend beschrieben, den „Klassenkaspar". Da ein MzD-Kind in seiner Klasse keine Zuneigung, nicht einmal Respekt oder Anerkennung finden kann, aber nach Aufmerksamkeit und Zuneigung hungert, bleibt ihm nur der Einsatz seiner Körperkräfte oder die Clownerie.

Das Kasper-Syndrom wird von amerikanischen Wissenschaftlern, die sonst mit unseren Beobachtungen völlig übereinstimmen, weit weniger beschrieben. Offenbar ist der viel intensiver betriebene Schulsport in den USA, der dort überwiegend Spielsport ist, für die MzD-Kinder ein hilfreiches Regulativ.

Bei der Beschreibung der Eigenschaften der MzD-Kinder fällt auf, daß selbst Pädiater auf die körperlichen Eigenheiten der Kinder wenig eingehen. *Brower* and *Mercer* von der University of Virginia weisen allerdings darauf hin, daß die Störungen bei MzD-Kindern durch Hypoglykämie häufig verschlimmert werden. Sie zitieren neben *Alabiso*, die das Hauptproblem des MzD-Kindes in dessen Mangel an Kontrolle über Aufmerksamkeitsvorträge erkannte, *Knobel*, der das Verhalten der Kinder als „typisch subcortical" – schwache Realitätsbezogenheit, Fehlen der Kontrollen und beeinträchtigte physische Fähigkeiten – bezeichnet. *Knobel* sieht die Effekte der Amphetamine richtig als Stimulation des Cortex gegenüber subcorticalen Impulsen bzw. als Zunahme der corticalen Kontrollen über diese Entladungen an.

Die Position der Verhaltenstherapeuten präzisieren dagegen *Becker, Engelmann* und *Thomas* (1971) wie folgt: „Das Grundproblem des hyperaktiven Kindes ist es, daß es nicht *gelehrt* worden ist, andauernd an Aufgaben zu arbeiten. Es wurde nicht *belehrt*, an einem Vorhaben lange genug zu bleiben, um erfolgreich zu sein. Die Lösung ist es, einen Weg zu finden, der die Ausdauer und die Zeit für ein Vorhaben vermehrt". In dieser Publikation werden eine Reihe von verhaltenstherapeutischen Maßnahmen erwähnt, z.B. Absonderung der Kinder in kleine Räume, spezielles Training für Anhalten, Zuhören, Sehen, Denken, ehe man antwortet. Nach zweitägiger Übung zeigten die Kinder bessere Resultate als bisher.

Cruickshank hat sich für diese Methode eingesetzt, die nicht nur personell äußerst aufwendig ist, sondern auch keine bleibenden Resultate gebracht hat oder bringen wird.

Adler, der – wie übrigens auch *Wender* – MzD-Kinder mit Ritalin behandelte (aber auch Feingold-Diät getestet hat), bezeichnet das MzD-Kind als „perpetuum mobile". Das weist auf die enorme Energievergeudung hin, der ein solches Kind unterworfen ist. Er skizziert ein MzD-Kind so: Berührt alles und hantiert mit allem, was ihm zugänglich ist, spricht in „Ausbrüchen", ohne Nachdenken, zerstört Dinge; attackiert andere Kinder; kann angespannt, reizbar und aggressiv sein. Emotionen variieren ohne besondere Provokation von Ruhe zu Panik; häufige Zornausbrüche; es kann Zurückweisungen nicht aushalten. Ein

MzD-Kind erinnert sich nicht von einer Minute zur anderen. Es verliert seine Sachen, konzentriert sich schlecht, besonders dann, wenn abstrakte Dinge zur Diskussion stehen. Im scheinbaren Gegensatz zur leichten Ablenkbarkeit steht sein übriges perseverantes Verhalten; es wiederholt die gleiche Tätigkeit immer wieder.

Normale Individuen bewerten Informationen, die sie durch Sehen, Hören und Berühren aufnehmen, richtig. Hyperaktive Kinder haben „blinde Stellen", sie können nicht verwerten, was sie sehen und hören. Sie vermögen keine logische Satzstruktur zu erfassen. Sie können ein Bild zwar beschreiben, aber seinen Sinn nicht erkennen, den einfachsten Umriß nicht kopieren. Manche Kinder lispeln oder stottern, ihr Hören ist beeinträchtigt. Mangelnde motorische Koordination behindert die Kinder beim Hüpfen, Springen, auf einer Linie zu laufen oder einen Ball zu fangen. Das Seitengefühl – rechts und links – ist oft vermindert. Defekte in der Feinkoordination werden beim Schreiben in der Hantierung der Schreibwerkzeuge sichtbar. *Adler* wendet sich mit seinem Buch „Your Overactive Child, how to help him" „an alle". Die Notwendigkeit ergab sich aus der außerordentlich großen Zahl betroffener Kinder – 30 000 in zwölf Jahren aus einer einzigen Stadt! Nach ihm werden viele MzD-Kinder das Problem auswachsen – eine erfreuliche Prognose. Er fragt, warum man sich dann mit ihnen befassen müsse, und antwortet: Weil viele dieser Kinder um ihre Chancen gerade in den Jahren kommen, welche die Gesellschaft für den Erwerb jener Kenntnisse vorgesehen hat, die der Mensch für die Bewältigung seiner Lebensaufgaben braucht.

Die Literaturübersicht sollte nicht beendet werden, ohne die Forscher zu erwähnen, die MzD auf Nahrungseigenschaften zurückführen. Von ihnen ist *Feingold* der bekannteste. Er hat MzD übereinstimmend mit den schon erwähnten Experten definiert. Und er hat – wie die Therapeuten, die mit Amphetaminen arbeiten – das Verschwinden des Syndroms unter dem Einfluß seiner Maßnahmen gesehen. Er kann also, wie die anderen Forscher, einen selbstbeobachteten „Normalzustand" beschreiben, während die Psychologen und Psychiater nur von einem hypothetischen „Normalzustand" auszugehen vermögen. Ein mit Ritalin behandeltes Kind, bei dem als Therapieerfolg die meisten Symptome verschwunden sind, ermöglicht den Wissenschaftlern eine klare und eindeutige Definition der MzD. Sie brauchen nur den Zustand des Kindes vor der therapeutischen Intervention bzw. den, der nach Abklingen des Medikamenteneffektes wieder auftritt, zu beschreiben.

Feingold sah, daß Nahrung das Syndrom beeinflußt. Er wies darauf hin, daß er als Pädiater an Kliniken und Universitäten während eines halben Lebens nicht häufig auf Fälle von MzD gestoßen sei. 1945 ist er Allergologe geworden. Jetzt fiel ihm auf, daß die Kurve der Zunahme von MzD parallel zu der Kurve der Verbreitung von Erfrischungsgetränken (soft drinks) in den USA verlief, er lehnt aber Allergie als Ursache strikt ab.

1972 begann *Feingold*, Kinder mit einer Diät zu behandeln, die synthetische Nahrungsmittelzusätze und bestimmte Lebensmittel vermied. Diese Diät ist in praxi eine phosphatreduzierte Kost, allerdings mit einer Reihe von Lebensmitteln, von denen wir inzwischen wissen, daß sie Rückfälle verursachen, wie zum Beispiel Milch, Kakao, Mais etc.

Einer von *Feingolds* Patienten war ein 6 Jahre alter Junge (der 12jährige Bruder war nicht betroffen), der als Baby durch mangelnde Zärtlichkeit auffiel. Als Kleinkind steuerte er sein Dreirad gegen fahrende Autos. In der Schule versetzte er seine Klasse immer wieder in Aufruhr. Klinische Untersuchungen ergaben keine Hinweise, keine Hypoglykämieneigung, keine Krämpfe. Nur das EEG zeigte Anomalien, die ins Stirnhirn wiesen. Neurologisch war der Junge normal. Familienstreß war als Diagnose mitgeliefert worden. Die Eltern wirkten strikt und prinzipiell. Es sollte Dilantin (Antieptilektikum) versucht werden. *Feingold* vermerkte zu diesem Fall, daß die Reduktion von Familienstreß unmöglich sei, weil ein solches Kind mit normalen Reaktionen nicht erreicht werden könnte.

Ein anderer Junge, 7 Jahre alt, hatte „klassische" Hyperkinese mit „soft signs" (weiche Zeichen, ein Ausdruck für Anomalien funktioneller Art ohne somatische Manifestation). Er konnte kein Hemd zuknöpfen, Augen und Hände nicht koordinieren. Er wurde auf Ritalin (40 mg pro Tag!) gesetzt. Die Reaktion war außerordentlich gut, aber der Junge wurde schläfrig (a Zombie). Auf 10 mg Ritalin weniger blieb die Reaktion zunächst immer noch gut. Aber dann zeigte er eines Tages wieder alle MzD-Symptome: Unruhe, Ablenkbarkeit, Unfähigkeit, sich veränderten Umständen anzupassen, Irritierbarkeit. Das Kind redete unablässig, auch wenn es zuhören sollte.

Ein dritter Patient, den *Feingold* erwähnt, bekam Ritalin seit dem 3. Lebensjahr. Er war unglücklich, extrem hyperaktiv und unkontrollierbar. Er konnte nicht mehr als 3 Sekunden bei einer Sache bleiben. Ritalin nützte. Aber mit 5 Jahren traten in der Schule – trotz Ritalingabe – Schwierigkeiten auf. Der Junge konnte Zahlen und Buchstaben nicht begreifen, obwohl er als „helle" galt. Er vertrug sich nicht mit seinen Mitschülern, machte Turbulenz in der Klasse. Schließlich erhielt der Patient zusätzlich Stelazin, einen Tranquilizer: Er regulierte den Schlaf, die Muskelkontrolle wurde besser.

Der vierte Patient war 17 Jahre alt, groß, wohlgebildet; (er hatte eine gesunde Schwester). Er war seit seiner Kindheit hyperaktiv, hatte seine Wiege zerbrochen, konnte schlecht schlafen. Er reagierte wie ein wachsamer Fuchs. Schon mit 6 Jahren war seine Desorganisation aufgefallen. Mit anderen Kindern konnte er sich nicht vertragen. In der Klasse war er hilflos. Er brachte keine Arbeit zu Ende, mühte sich aber, andere auf sich aufmerksam zu machen. Mit 8 Jahren wurde er mit Dexedrin behandelt, mit 13 Jahren erhielt er Ritalin und Stelazin täglich, in drei Dosen verteilt. Eltern und Erziehern des Jungen hatte man gesagt, die Sache würde sich mit der Pubertät geben. Mit 17 Jahren war er gegenüber Gleichaltrigen um zwei Jahre zurück. Die Hyperaktivität schien geringer, die Koordination war jedoch nach wie vor schlecht. Die Medikamente hatten nicht geholfen. Der Junge war in Gefahr, im Leben zu versagen.

Hier soll Professorin *Rapp*, Buffalo, eine Pädiaterin und Allergologin aus dem Kreise von *Mackarness*, zitiert werden. Sie stellte eine Reihe von zentralen Symptomen zusammen: hyperaktiv, wild, ungebärdig – redselig (explosiv, stotternd, konstant) – unaufmerksam, den Kontakt zersetzend, impulsiv – kurze Aufmerksamkeitsspannen – ruhelose Beine, Finger trommeln – Ungeschicklichkeit, Unkoordiniertsein, Tremor – Schlaflosigkeit, Alpträume, Unfähigkeit einzuschlafen – nervös, irritierbar, aufgebracht, aufbrausend – angespannt, reizbar, aufgeregt – verstimmt, müde, schwach, überdrüssig, erschöpft, niedergeschlagen, leicht zu Tränen bewegt, leicht verletzt – hochempfindlich gegen Gerüche, Licht, Geräusch, Schmerz und Kälte – verstopfte oder feuchte Nase, Niesen, Nasenreiben – Kopf-, Rücken-, Nacken-, Muskel-, Gelenk- und Wachstumsschmerzen – Bauchweh, Nausea, Magenbeschwerden, Blähbauch, schlechter Atem, Aufstoßen, Erbrechen,

Durchfall und Verstopfung – Einnässen tags oder nachts, rascher Harndrang, Brennen oder Schmerzen beim Harnlassen – blaß, dunkle Ringe um die Augen, Gequollensein unter den Augen – Schwellung der Lymphknoten im Nacken – Bildung von Flüssigkeit hinter dem Trommelfell, Ohrenklingeln, Schwindel – exzessive Schweißbildung – erhöhte Temperatur. Manche Kinder sind müde, geistig konfus, irritierbar, deprimiert, haben Körperschmerzen, Fieber, Schüttelfrost und Nachtschweiß, sie schlafen schlecht, haben Alpträume oder schreien im Schlaf. Andere Kinder sind rastlos, ungeschickt und stottern; sie weinen oft, manche sind grausam, prügeln sich und haben wenig Freunde. Und immer wieder Schulprobleme!

Die Symptome können außerordentlich wechselnd sein und sich sogar von Stunde zu Stunde ändern. Der Grund dafür kann nach *Rapp* am Essen liegen; so mag ein Kind liebenswürdig sein und innerhalb weniger Minuten nach dem Essen sich unmöglich benehmen.

Crook beschrieb in den frühen sechziger Jahren 50 Patienten, die dieses Spannungs-Ermüdungs-Syndrom hatten (Tension-Fatigue-Syndrome). Alle waren müde, hatten Ringe unter den Augen und eine verstopfte Nase. Dazu kamen Symptome aus der oben beschriebenen Aufzählung. Ferner Schwellungen der Lippen. 75 Prozent hatten typische, allergische Symptome. 65 Prozent hatten Verwandte mit Allergien. Hauttestung ließ immer ein auslösendes Agens erkennen.

Crook und seine Kollegen entwickelten eine Auslaßdiät, bei der die Patienten sich wohlfühlten (auch diese Diät ist der unseren sehr ähnlich). Darauf erfolgten gezielte Belastungen. Das Verfahren war umständlich. Zu viele Substanzen blieben als Ursache für die Symptome bei den Patienten in Verdacht. Es ist zu vermuten, daß das *Crook*sche „Tension-Fatigue-Syndrom" noch weitere Krankheiten über die MzD hinaus einschließt; wir stehen mit *Crook* und seinen Kollegen in Verbindung.

Nach unseren Beobachtungen ist MzD keine Allergie, sondern eine umfassende Verschiebung sämtlicher Gleichgewichte in Richtung der Dominanz von Alkalose, Vagotonus (Acetylcholin-Übergewicht) und Hemmungen von sympathischen Hormonen bzw. Neurotransmittern wie Noradrenalin und wahrscheinlich Dopamin. Diese Verschiebung führt zwar zu erhöhter Allergiebereitschaft, die als Pseudokrupp eines der ersten allergischen Phänomene schon bei Babies erzeugt und später auch Asthma und Heuschnupfen einschließt. Fast jedes MzD-Kind hatte als Säugling oder Kleinkind Pseudokrupp. Die Verschiebung beginnt im Mineralhaushalt; in Minuten nach Phosphatzufuhr sind Calcium-, Kalium- und Magnesiumhaushalt gestört, und im Gehirn wird die Neurotransmitterfunktion des Noradrenalins gehemmt bis blockiert.

Man kann nicht die Noradrenalinfunktion im Gehirn betrachten, ohne auch zu berücksichtigen, daß die gleiche Substanz das Hormon des sympatischen Nervensystems ist. MzD-Kinder mit Herzrhythmusstörungen und Hypotonie bis zum Umfallen bieten das logische Bild dafür. Es ist also unmöglich, psychische Vorgänge zu verstehen, ohne daß die körperlichen Zusammenhänge genauestens bekannt sind und berücksichtigt werden. Dahin gehört es auch, daß leichter Streß die Erscheinung der MzD verschlimmert (siehe auch *Wenden*), weil er rasch, reaktiv die Alkalose vertieft; schwerer Streß dagegen vermag die MzD – zunächst – völlig abzustellen, bis dann auch ein backlash folgt.

Wie *Rapp* beobachteten auch wir bei fast allen Kindern auffallende bis geisterhafte Blässe mit Augenschatten, Hypotonie mit und ohne Störung der Herztätigkeit, Hypoglykämieneigung (reaktiv nach Zuckerzufuhr), Ekzemneigung und sehr hohe Allergiebereitschaft. Im Kleinkindalter gehörten Verdauungsstörungen und schlechtes Gedeihen dazu, Schlafstörungen durch alle Altersstufen hindurch, besonders Einschlafstörungen, ferner ein verschobener Tagesrhythmus, der die Betroffenen abends nicht zur Ruhe kommen und morgens nicht aufwachen läßt. Wir bemerkten weiter, daß der Zahnwechsel, dessen Tempo von der Schilddrüsenfunktion bestimmt wird, häufig deutlich verspätet ist. Fünfzehnjährige, die noch Milchzähne haben, sind nicht selten. Wie epidemiologisch üblich, ist diese Verschiebung von einer geringen Anfälligkeit für Zahnkaries begleitet. MzD-Kinder sind extrem selten kariesanfällig, die Zahl kariesfreier Kinder ist auffallend hoch. Sie stellen mehr als 20 Prozent der uns bekanntgewordenen Kinder dar. Es scheint überflüssig, noch einmal alle die Zeichen aufzuzählen, die die beeinträchtigte Hirnfunktion anzeigen. Ebenso sind die Behinderungen in den Koordinationen zwischen Sinnesorganen und Muskeln, aber auch zwischen Muskeln untereinander, reichlich beschrieben. Man findet alle diese Fakten auch in unseren Fallschilderungen.

Wir waren, ähnlich wie *Crook* durch seine Diät, in der Lage, durch die Phosphatreduktion – chemisch oder durch Diät – den gesamten Komplex der Verhaltensstörungen mit allen somatischen und psychischen Zeichen komplett abzustellen und ihn durch die Gabe von etwa 75 mg Phosphat-Ion (als PO_4 gerechnet) ebenso komplett wieder hervorzurufen. Damit ist mit an Sicherheit grenzender Wahrscheinlichkeit nachgewiesen, daß Phosphat-Ion die Störungen hervorruft, die als Minimale zerebrale Dysfunktion, als Minimal Brain Dysfunction, Hyperaktivität etc. beschrieben worden sind.

Es ist von medizinhistorischem Interesse, welche Annäherungen Medizin, Psychiatrie und Pädagogik unternommen haben. Eine praktische Bedeutung werden diese Methoden nicht mehr haben. Damit bewahrheitet sich wieder einmal, daß eine Fülle von Methoden zur Behebung einer Störung darauf schließen läßt, daß deren Ursache noch nicht erkannt ist. Werden die Störungen durch eine einzige Methode zuverlässig behebbar, so kann das nur bedeuten, daß die wirkliche – die richtige – Ursache gefunden worden ist.

2.2   Die MzD-Forschung

Die erste und beste Beschreibung der kindlichen Verhaltensstörung, der Minimalen zerebralen Dysfunktion, ist 140 Jahre alt und findet sich im „Struwwelpeter". Zappelphilipps Bild ist das des hyperkinetischen, motorisch unruhigen Kindes schlechthin. Struwwelpeter zeigt die totale Indifferenz gegen das Urteil der Mitwelt und die verkrampfte und übersteigerte Bezogenheit auf die eigene Person. Der „böse Friederich", der Fliegen die Flügel ausreißt und sein Kindermädchen prügelt, zeigt die aggressive, grausame Seite eines Verhaltensgestörten. „Paulinchen mit dem Feuerzeug" steht für Mangel an Vorsicht und Überlegung, aber auch zugleich für die Zwanghaftigkeit des Handelns (*Ross* and *Ross:* „Acts like driven"). „Hans-guck-in-die-Luft" fehlt, wie allen MzD-Kindern, Übersicht und Voraussicht, was zu der deutlich häufigeren Zahl von Unfällen bei MzD-Kindern führt. „Suppenkaspar" ist der Prototyp des zu kleinen, zu leichten, wählerischen, appetitlosen Kindes. (Der Verfasser des „Struwwelpeter" war ein Frankfurter Nervenarzt). Wer mit MzD-Kindern vertraut ist, vermag in seiner Darstellung zu erkennen, daß es die Augen eines professionellen, scharfsichtigen Beobachters waren, die diese Figuren ausgemacht haben.

Das wissenschaftliche Interesse an den Verhaltensstörungen beginnt mit unserem Jahrhundert und – interessanterweise – zum gleichen Zeitpunkt, als das Phosphatbackpulver in unseren Backstuben Einzug hielt. 1896 war bereits in den USA ein Symptom aufgefallen (*Feingold*, S. 18), das mit der heute als Legasthenie bekannten Störung identisch sein dürfte. 1902 beschrieb *Still* hyperaktive Kinder. Er unterschied zwischen Verhaltensgestörten mit Hirnläsionen und solchen ohne Hirnschaden, deren Intelligenz normal war; er fand mehr Jungen mit „defects in moral control" (Mangel an moralischer Kontrolle) als Mädchen und hielt dies nicht für Zufall. Den Jungen mit dem unbeherrschbaren Temperament, der kratzte, biß, schrie, der plötzlich ungehorsam, unhantierbar, ruhelos, giftig und so erregt wurde, daß er auf seine Mutter einschlug, fand er schon bei Gruppen im Vorschulalter. *Still* hielt Vererbung für denkbar. Er betonte die Behandlungsbedürftigkeit der Kinder, stellte ihnen jedoch eine eher schlechte als gute Prognose.

Hohmann (1922), *Ebaugh* (1923) und *Strecker* und *Ebaugh* (1924) beobachteten nach der schweren Grippe-Encephalitis des Jahres 1918 bei vielen ihrer Patienten eine „katastrophale Veränderung der Persönlichkeit" ohne Beeinträchtigung der Intelligenz. Die Symptome hatten große Ähnlichkeit mit denen der MzD. Die Übereinstimmung führte dazu, daß in der Folgezeit Hirnschäden auch dann angenommen wurden, wenn diese nicht bewiesen werden konnten. Erst 1935 stellte *Childers* fest, daß nur ein kleiner Teil der Verhaltensstörungen auf Hirn*schaden* (brain damage) zurückzuführen war. Er unterschied exakt zwischen hyperaktivem und beschädigtem Kind. 1935 fanden auch die ersten Versuche statt, das Syndrom mit einem Katecholamin – mit Benzedrin – zu behandeln. Dieses Verdienst kommt dem Amerikaner *Bradley* zu. Er beschreibt die Beruhigung der Patienten ohne Verlust der Wachheit. *Molitch* und *Eccles* bemerkten eine Verbesserung der Intelligenzleistung.

1950 lagen etwa ein Dutzend Berichte vor, die erstaunlicherweise wenig Interesse fanden. In den fünfziger Jahren glaubten Wissenschaftler (*Strauss*) wieder vermehrt – und besonders nach Tierexperimenten –, daß bei Verhaltensänderungen Hirn*schäden* vorhanden sein müßten, auch dann, wenn sie sich nicht nachweisen ließen. Insbesondere der Hyperaktivität ist die Bedeutung eines sicheren Indikators für Hirnschäden zugelegt worden. Die Arbeiten von *Strauss* wurden – obwohl sie hier und da auf Kritik stießen – hoch gewertet; sie bestimmten längere Zeit die Ansichten und das Verhalten gegenüber hyperaktiven Kindern.

1962 wurde in Oxford eine Konferenz der „International Study Group on Child Neurology" abgehalten, bei der man sich auf die Bezeichnung „Minimal Brain Dysfunction" (MBD) einigte, um dem Hick-Hack um Schaden und Nichtschaden ein Ende zu machen. Damit wurde Therapien der Weg bereitet, die nicht nur an den Symptomen herumdokterten, sondern das Grundübel zu behandeln versuchten.

In Deutschland hat sich *Müller-Küppers*, Heidelberg, 1969 noch einmal mit der Frage Hirnschaden oder kein Hirnschaden befaßt. Er kam zu dem Schluß, daß wirkliche Hirnschäden auch nachweisbar sein müßten und weit stärkere Ausfälle und Störungen verursachten als die MzD.

Die Weltgesundheitsorganisation bezeichnete das Erscheinungsbild der MzD als hyperkinetisches Syndrom. Damit wurde einem einzigen Symptom aus einem ganzen Spektrum eine Leitfunktion zugewiesen, die ihm nicht zukommt.

In den siebziger Jahren verlagerte sich das Interesse in den USA weg von der Hyperkinese zu den Wahrnehmungsvorgängen und der Aufmerksamkeit. *Douglas* und *Stewart* von der University of Iowa untersuchten genetische Zusammenhänge und die langfristigen Aussichten für diese betroffenen Kinder. *Conners*, der sich in zwischen zu einer Autorität für medikamentöse und diätetische Behandlungsmethoden entwickelt hat (seine Testbögen für Lehrer und Eltern sind anerkannt), gab sich insbesondere mit Pharmakotherapie ab. Danach entwickelte sich die Forschung in zwei Richtungen: Auf der einen Seite stehen heute die Verfechter psychotherapeutischer Methoden, auf der anderen die der somatischen Ursachen und medizinischer Therapie. Seit 1975 hat sich das Interesse ganz deutlich auf die Untersuchung von Zusammenhängen mit der Ernährung verlagert.

Als wir anfingen, uns – unseres eigenen Sohnes wegen – um die Probleme zu bemühen, herrschte noch die Ansicht, daß es sich bei der MzD um eine Kinderkrankheit handele, die mit dem Ende der Pubertät ausgestanden sei. Inzwischen haben wir gelernt, daß MzD eine Störung ist, die zwar ihre Form und ihre Auswirkung wechseln kann, die aber in vielen Fällen niemals verschwindet.

Viele Kinder, von denen wir berichteten, sind ihren Müttern um das 2. Lebensjahr erstmals aufgefallen, als sie begannen, Schokolade, Plätzchen und auch Würstchen zu essen. Sie waren schlecht gelaunte, leicht irritierbare, berührungsscheue, unzärtliche Irrwische geworden, die in alles „hineingingen", mit ihren Geschwistern stritten (sie gingen auch ältere Geschwister an), schlecht schliefen, schlecht gediehen und blaß aussahen. Mit dem 3. Lebensjahr, zu Beginn der Kindergartenzeit, wurden sie dann wirklich auffällig. Wenn die Eltern zu diesem Zeitpunkt bei Ärzten und anderen Institutionen Hilfe suchten, wurden sie nicht selten mit persönlichen Anschuldigungen konfrontiert. Diese Kinder können durch Zurücksetzen auf Babykost und Ausschalten von Milch in den meisten Fällen in wenigen Tagen wieder symptomfrei werden. So können MzD-Kinder schnell und sicher herausgefunden und viele Schwierigkeiten und Schäden vermieden werden.

Beim Kleinkind normalisiert sich der Stoffwechsel noch in wenigen Tagen, während beim Jugendlichen manche Zustände irreversibel erscheinen. Aber auch beim kleinen Kind muß die Diät hundertprozentig eingehalten werden. Die „*Feingold*-Association der Washington Area" hat in einem ihrer Mitteilungsblätter auf die wichtige Tatsache hingewiesen, daß nur 90 Prozent Befolgung der Diätanweisung nicht etwa 90 Prozent Erfolg, sondern totalen Mißerfolg ergibt. Diätfehler erzeugen Rückfälle mit der Präzision chemischer Reaktionen, um die es sich handelt.

Der Kindergarten muß ganz genau informiert werden, was das Kind essen darf, denn die Hauptquelle der Rückfälle – auch beim Kleinkind – ist die Unwissenheit der Umgebung. Kinder selbst helfen gerne, die Diätvorschrift einzuhalten.

Der Zeitpunkt, zu dem die MzD besondere Schatten auf das Kinderleben wirft, ist der Schulbeginn. MzD-Kinder sind außerstande, den berechtigten Ansprüchen der Schule zu genügen, aber sie vermögen, Klassen außer Funktion zu bringen. Ein Acht-Minuten-Protokoll, das ein Studiendirektor während einer fünften Stunde in einer Klasse über einen Jungen fertigte, läßt erkennen, was Konzentrationsschwäche und motorische Unruhe bedeuten. Dieses „Verhaltensprotokoll" sei hier wörtlich und ungekürzt mitgeteilt:

Ein Acht-Minuten-Protokoll:

Vorbemerkung: Die Beobachtungen wurden mit Zustimmung des unterrichtenden Lehrers, den Schülern erkennbar, von hinten aus gemacht. Zeitraum: etwa 8 Minuten in der Mitte der fünften Unterrichtsstunde eines Sommertages.

„Fritz" guckt zum Fenster hinaus
blättert gelangweilt in seinem Heft
nimmt das Heft und wirft es ohne erkennbaren Grund auf den Boden, läßt es dort liegen, beugt sich unter die Bank und beißt in einen Apfel
boxt (ehe er sich aufgerichtet hat) seinen Nachbarn in die Seite, der protestiert leise
statt einer Antwort hebt Fritz das Heft auf und legt es geschlossen auf den Tisch
guckt 20 Sekunden zum Lehrer
beugt sich zu seiner auf dem Boden liegenden Tasche und stülpt sie um, so daß der Inhalt auf den Boden fällt
aus dem Wust von Heften, Turnschuhen usw. fischt Fritz ein Abenteuerbuch, legt es auf den Tisch, schlägt es irgendwo auf und beginnt zu lesen
er schlägt das Buch hörbar zu
er steht auf und guckt in der Klasse herum
als ihn seine Klassenkameraden anschauen, zieht er Grimassen, einige lachen
er wird ermahnt, nickt schuldbewußt mit dem Kopf, setzt sich wieder und konzentriert sich offensichtlich auf den Unterricht
nach etwa einer Minute fegt er das Abenteuerbuch vom Tisch, so daß es knallend auf dem Boden landet
er setzt sich wieder ruhig hin
er boxt völlig unerwartet seinen anderen Nachbarn
als der zurückschlägt, kommt es zu einer kleinen Keilerei
Ermahnung vom Lehrer
setzt sich niedergeschlagen auf seinen Stuhl, paßt auf
zieht erneut Grimassen
schiebt mit dem Fuß seine auf dem Boden verstreuten Sachen zusammen, wobei Hefte zerknickt und Bücher ineinandergeschoben werden
setzt sich wieder aufrecht hin und hört zu
lebhaftes Spiel mit den Fingern
dazu aufgefordert, wirft er wahllos seine auf dem Boden liegenden Sachen in die Mappe, legt das Abenteuerbuch vor sich auf den Tisch
sitzt ruhig und schaut zum Fenster hinaus
wirft plötzlich das Abenteuerbuch ziellos in die Klasse, es trifft einen Klassenkameraden am Arm und fällt klatschend auf den Boden
dem Lehrer reißt der Geduldsfaden: er fährt Fritz scharf an
Fritz erschrickt, reißt sich zusammen.
Von da an geht es besser.

Nach diesem „Verhaltensprotokoll" kann man den Lehrer verstehen, der vor seiner Klasse mit einem Lehrplan steht, den er mit seinen Schülern zu bewältigen hat. Die Schule hat ihr Lernziel, der Lehrer ein Pensum, so müssen MzD-Kind und Schulsystem miteinander kollidieren.

Schlimm, daß den Pädagogen zugemutet wird, was sie nicht zu leisten vermögen, noch schlimmer, wenn sie es zu können glauben. Würde z.B. die Funktionshemmung die willkürliche Muskulatur der Beine betreffen, also eine Lähmung hervorrufen, käme niemand auf die Idee, mit pädagogischen Maßnahmen helfen zu wollen. Da aber die zentralnervöse, nicht sichtbare Steuerung betroffen ist, das Kind z.B. seine Muskeln nicht seinem Willen unterwerfen kann, wird das Problem für ein erzieherisches gehalten. Psychotherapie ist ergänzend hilfreich; als alleinige Behandlungsmethode würde sie dem Versuch entsprechen, die Cholera in Neapel durch einen Bittgang zum heiligen Gennaro zu bekämpfen. Und das trifft erst recht bei erzieherischen Maßnahmen zu; die Kinder sind „unerziehbar".

Die Familie, die sich zur Verhütung der MzD durch Diät entschlossen hat, erreicht allerdings „das Paradies" noch lange nicht. Jeder Diätfehler verursacht – mit der gleichen Präzision, mit der Salzsäure und Natronlauge zu Kochsalz werden – einen Rückfall, weil das Vagushormon Acetylcholin ansteigt, das Sympathikushormon Noradrenalin blockiert wird. Bei Therapie mit Amphetamin oder Ritalin können, nach Abklingen der Wirkung jeder Einzeldosis, heftige Rückschläge eintreten. Ein Kind kann aber auch ab 11 Uhr in der Schule unruhig und unkonzentriert werden, weil sein Blutzuckerspiegel abgesunken ist.

Lehrer insbesondere sollten wissen, daß es überhaupt nichts bringt, das Verhalten eines solchen Kindes alle paar Wochen mittels einer Art „Strafregisterauszug" bei den Eltern abzumahnen. Es wäre besser, ein solches Kind nach Hause zu schicken oder von den Eltern abholen zu lassen, die dann herausfinden können, welcher Diätfehler gemacht worden ist. Damit wird die Wiederholung des Fehlers vermieden und allen Beteiligten am meisten gedient. Den Eltern ist anzuraten, das Kind bei einem Rückfall drei Tage vom Unterricht fernzuhalten. Es kann in diesen Tagen sowieso nicht lernen, es würden nur alte Vorurteile neu belebt.

Die Tatsache, daß der von MzD betroffene Mensch seiner Umwelt als „fies", arrogant, aufdringlich, egozentrisch, störend, verlogen und diebisch erscheint, ist Grund dafür, daß MzD-Kinder in Kindergärten und Schulen so wenig Verständnis finden. Der uneingeschränkten Unbeliebtheit dieser Kinder kann nur durch Aufklärung entgegengewirkt werden. Erzieher müssen wissen, wie schwer diese Kinder um ihr „Normalsein" zu kämpfen haben, ähnlich den Diabetikern, die auch nur durch Verzicht auf viele Genüsse, die anderen ungestraft erlaubt sind, den Normalzustand zu erreichen vermögen. Das erfordert im frühen Kindesalter eine Selbstzucht, die sonst keinem Kind abverlangt wird.

Lehrer in weiterführenden Schulen kennen das Syndrom in ihren Klassen in der Regel nicht. Das zeigt, daß MzD-Kinder den Sprung in die weiterführenden Schulen zu häufig nicht schaffen. So sammelt sich die MzD-„Hefe" in den Hauptschulklassen ab dem 5. Schuljahr.

Das Bild der MzD ändert sich mit der Pubertät. Gewöhnlich tritt mit dem vorpubertären Wachstumschub eine Verschlimmerung ein. Geht das Wachstum in mehreren Schüben vor sich, dann wechselt der Zustand mit den einzelnen Schüben. In den Zwischenphasen kann die MzD abklingen. Wenn schließlich die volle Aktivität der Keimdrüsen eingesetzt hat und deren Hormone im Stoffwechsel auftauchen, fallen die Prognosen für weibliche und männliche Jugendliche deutlich auseinander. Mädchen können in der Unausgeglichenheit der beginnenden Reife noch einmal sehr schwierige Jahre haben, während derer sie zum Umhertreiben neigen. Prinzipiell wirkt aber das weibliche Hormon wie das Streßhormon der Nebennierenrinde eiweißkatabol. Es baut die zur MzD disponierende vagotone, anabole, alkalotische Stoffwechsellage ab und hemmt so die Ausprägung der MzD. So wie Kinder im Fieber das gesamte Syndrom verlieren, so verlieren es Mädchen – häufig – mit dem Zeitpunkt der vollen Reife. Kommen später Schwangerschaften mit erneuter massiver Steigerung der Keimdrüsenaktivität, ist die MzD-Anfälligkeit in der Regel überwunden. Die wenigen Ausnahmen verdanken die bleibende Phosphatempfindlichkeit gewöhnlich einer extremen Konstitutionslage. Sie müssen behandelt werden und sollten weiter Diät halten.

Viel ungünstiger sieht das Bild für die männlichen MzD-Betroffenen aus; denn Androgene verstärken das Syndrom sichtbar und erheblich. Die Flegeljahre von früher waren nichts anderes als eine vorzivilisatorische Form der MzD, ausgelöst durch das männliche Hormon. Der Beginn dieser Akzentuierung liegt in der vorpubertären Phase während des Wachstumsschubs, weil Wachstumshormon mit den Androgenen eine starke eiweißanabole Wirkung gemeinsam hat. Die eiweißanbauende Wirkung ist es, die für Phosphat erhöht empfindlich macht und für die pubertäre Verschlimmerung verantwortlich ist. Durch die Gabe von kombinierten B-Vitaminen (BVK Roche forte oder vergleichbares Präparat) in Dosen von 3 bis 4 Dragees täglich kann die Inaktivierung der Androgene in der Leber verbessert werden. Das wiederum wirkt sich deutlich auf den Pubertätsschub aus. Erhält der in der Pubertät befindliche Junge außerdem nach dem täglichen pH-Wert-Messen sein Quantum verdünnten Essig, kann er sich soweit normalisieren, daß man wieder mit ihm reden kann; die verbalen Funktionen kehren zurück.

Das Bild der nachpubertären MzD wird durch ganz charakteristische Erscheinungen geprägt. Es sind die Eigenschaften geblieben, die das Stirnhirn betreffen: die Störungen der zwischenmenschlichen Beziehungen und die der Konzentrationsfähigkeit. Die motorische Hyperaktivität hat sich geändert. Heranwachsende zappeln nicht mehr, aber sie treibt die Unruhe von Ort zu Ort, von Stelle zu Stelle. Charakteristisch ist, daß sie in einem erstaunlichen Ausmaß unbelesen sind und zwar nicht aus mangelnder Intelligenz, sondern durch ihre Unfähigkeit zu lesen.

Diese jungen Menschen driften wie ein Holzstück durch die Welt. Sie sind völlig egozentrisch, oft drogen- oder alkoholabhängig. In jeder Stadt finden sich Treffpunkte, an denen sich ihr Gemeinschaftsleben abspielt: Brunnen, Plätze, Diskos, Kneipen. Hier werden endlose, hochtönende Reden geschwungen, wird „gelabert". Ihre Grundstimmung signalisieren Ausdrücke wie „Null-Bock" und „No-future". Antriebsmangel, der die Langeweile erzeugt, und innere Unruhe, die von Ort zu Ort treibt, ergeben eine gefährliche Mischung, die nach Ausagieren verlangt, nach „action", was Krawall, Krakeel, Destruktion und Vandalismus bedeutet, bis hin zu schwer kriminellen Handlungen.

In der vorzivilisatorischen Ära verschwanden die auffälligen Erscheinungen zwischen dem 25. und 35. Lebensjahr. Man konnte darauf vertrauen, daß der junge Mann „sich die Hörner abstieß" und aus ungebärdigen Studenten brave Philister wurden. „Gaudeamus igitur – o quae mutatio rerum"; den Lebensknick beklagte das Studentenlied als trauriges Ereignis.

Kretschmer hat ein Kapitel seiner „Genialen Menschen" dem Einfluß des jugendlichen Hormonüberschwanges auf das menschliche Verhalten gewidmet. Er zeigte an einer Reihe künstlerisch produktiver Menschen, daß es einen besonderen Höhepunkt im schöpferischen Leben gibt, der mit der Pubertät beginnt. Er bedauert, daß mit dem Abklingen dieser Lebensphase, 10 bis 15 Jahre später, der „schöne Schwung der Jugend" verebbt und beschreibt das Phänomen, das alle Menschen betrifft, an Künstlern, bei denen es besonders erkennbar und erfaßbar wird, und an Beispielen aus der Literatur. Er weist auch auf die Tatsache hin, daß man sich dieser Lebenserscheinung bewußt war (o quae mutatio rerum):

Es treten dabei zwei verschiedene Verläufe auf. Entweder trocknet das schöpferische Vermögen einfach ein, oder eine wilde turbulente Jugend wird von einer Reifephase abgelöst. Bei Malern etwa seit der Jahrhundertwende ist der Lebensknick durch einen Wechsel von dunklen, trüb verstimmten Farben und schaurigen, angstvollen Inhalten zu heiteren, manchmal sogar strahlenden Farben und unverstimmten Inhalten vielfach beobachtet, so bei Kokoschka, Dix, Grosz, Van Gogh. Bei de Chirico und Ensor z.B. stagniert dagegen das schöpferische Vermögen, sie wiederholen sich.

An MzD-Kindern wird ein vergleichbares Phänomen beobachtet: Sie benutzen dunkle, trübe Farben, ihre Produktionen weisen grausige, angstvolle Inhalte auf. Wird die MzD durch Diät oder Phosphatentzug abgestellt, so verschwinden schwarze Farben und Inhalte und die Stimmung wird hell. Ritalin wirkt auf diese innere Verstimmung nicht ein.

Ein beispielhafter Lebenslauf in bezug auf diese Seelenlage wird in der Autobiographie von Kubin sichtbar, bei dem der Knick im 25. Lebensjahr erfolgte. Bis dahin hatte er die charakteristisch-turbulente Jugend eines Verhaltensgestörten durchlebt und ca. 600 „schwarze" Bilder gemalt, die er bis zum Tode behielt. Um jene Zeit änderte sich sein Leben schlagartig, er heiratete, wurde seßhaft, und von da an waren seine Schöpfungen skurril und hintersinnig, aber nicht mehr so tief verstimmt.

Es ist erstaunlich, daß von diesen Rhythmen außer *Kretschmer* bisher niemand so recht Kenntnis genommen und den Lebensknick als Entwicklungsfixpunkt begriffen hat. So ist bisher auch nicht untersucht worden, welche Bedeutung solche Auffälligkeit für Revolutionäre, für übermäßig aggressive, auf imaginäre Ziele fixierte Menschen oder für die eiskalten, berechnenden „Umwälzer" (also auch für Terroristen)

77

hat, die sich ebenfalls in der Lebensmitte zu „Spießern" und Pedanten entwickeln.

Die Zeit scheint reif zu sein, die Ursachen mancher – auch krimineller – Verhaltensformen weitaus interdisziplinärer zu erforschen, als das bisher der Fall war und ist. Nur so können Antworten gefunden und den Betroffenen frühzeitig, bevor „das Kind in den Brunnen gefallen ist", Hilfe geleistet werden.

2.3   Die Wirkungen des Nahrungsphosphats

Im Kapitel 2.4 wird dargelegt, daß sich die Wirkung der Phosphate auf die Carboanhydratasen erstreckt. Diese gemeinsame Basis der Phosphatwirkungen ergibt vielfältige Folgen, die sich als „Krankheiten" der Phosphatempfindlichen manifestieren.

Immer ist die allgemeine Lage des Stoffwechsels zum Alkalischen hin verschoben, – zur oxydativen Energiegewinnung, in extremer Form bei den Autistischen (*Rimland,* San Diego). Dr. Klemm fand, daß ein autistisches Kind von 8 Jahren durch phosphatreduzierte Kost in kurzer Zeit normalisiert wurde. Das Kind wurde fähig, sich wie ein normales Kind zu benehmen und Kontakt mit anderen Kindern zu halten. Es hatte erstaunlicherweise den Lernstoff der Schule weitgehend aufgenommen.

Diese Verschiebung zur Alkalität kann durch Phosphate angeregt werden – aber auch durch Säuren des Zitronensäurecyclus (wie Zitronen- oder Apfelsäure) –, die den oxydativen Abbau wie ein Schwungrad antreiben, die Ausbeute an Energie und Kohlendioxyd erhöhen und dadurch das System, das Kohlendioxyd aus dem Stoffwechsel entfernt, ebenfalls in Gang setzen.

Phosphate, wie Säuren des Zitronensäurecyclus, sind diejenigen Nahrungsfaktoren, die für die Steigerung der Aktivität der Carboanhydratasen verantwortlich sind; Säuren des plasmatischen Abbaus, wie Essig- oder Milchsäure, wirken dem entgegen. Aus diesen beiden Zuständen resultiert das Spektrum der phosphatbedingten Störungen.

Dazu gehören außer MzD als erstes die Allergien der Haut und der Schleimhäute. Schon Babies können mit Pseudokrupp und Milchschorf an solcher Allergie leiden.

Allergien werden von *Mackarness, Randolph, Rae, Crook* und *Rapp* als Ursachen der Hirnfunktionsstörung angeschuldigt und die absonderlichsten Substanzen werden als Allergen ursächlich verantwortlich gemacht. Es ist eine Flut von angeblich allergenen Substanzen aufgetaucht; aber echte Allergene – in allen Fällen, die uns begegnet sind – waren Eiweiße, pflanzlicher und tierischer Herkunft.

Diese Eiweiße können beim Kontakt mit Gewebe zur Bildung von Antikörpern führen, was als Sensibilisierung in Erscheinung tritt. Man kann damit rechnen, daß eine Person allergene Substanzen mehrere Male reaktionslos verträgt, daß aber beim nächsten Kontakt eine volle allergische Reaktion ausbricht, die immer durch hochwirksame Amine – wie Histamin – manifest wird. Wenn die Alkalose der Phosphatempfindlichen durch Essig oder phosphatreduzierte Kost kupiert wird, tritt beim Kontakt mit diesen Allergenen keine allergische Reaktion auf.

Ein damals Fünfjähriger, der gegen alle tierischen Fasern und alle Pollen allergisch war und sowohl mit Asthma als auch mit Heuschnupfen reagiert hatte, war beschwerdefrei, nachdem man ihm phosphatreduzierte Kost gegeben hatte. Nachfrage nach 4 Jahren ergab, daß er immer noch beschwerdefrei war: „Ei, ich hab' doch gar keinen Schnupfen mehr", wenn er sich an die Diät hielt.

Auch eine alte Dame von jetzt 87 Jahren, die seit 15 Jahren an Asthma litt und der man eingeredet hatte, der „Smog" ihrer Stadt sei daran schuld, war jahrelang im Winter in den Schwarzwald gefahren, mit vielen Unbequemlichkeiten für alle Beteiligten, weil es ihr dort erheblich besser ging. Sie konnte sich vor 3 Jahren im Sommer auf phosphatreduzierte Kost umstellen und kann seither im Winter trotz „Smog" ohne schwere Anfälle und besondere Beschwerden zu Hause bleiben.

Diese Beispiele ließen sich durch viele andere ergänzen, die uns aus dem Kreis der phosphatempfindlichen Familien bekanntgeworden sind. Insbesondere waren Asthma und Heuschnupfen Erscheinungen, die prompt auf phosphatreduzierte Kost reagierten.

Aus solchen Erfahrungen ziehen wir den Schluß, daß Allergien durch 2 Faktoren hervorgerufen werden,

- durch Phosphate oder andere, ebenso alkalisierend wirkende Einflüsse, die als *Konditionierungsfaktoren* wirken, und
- bei gegebener Konditionierung nach *Sensibilisierung* durch den Allergenkontakt.

Wird die Konditionierung unterbunden, bleibt der Allergenkontakt *ohne Auswirkung.*

Die Allergieneigung nimmt mit dem Alter zu; bei Frauen tritt sie oft erst nach der Menopause in Erscheinung, wenn der eiweißabbauende, azidogene Effekt der Östrogene entfällt. Die Zufuhr von Östrogenen bei Frauen nach der Menopause ist dann zwingend, wenn am Kalkstoffwechsel oder am Verhalten das Fehlen der Östrogene offenbar wird. Man sollte sich zur Wehr setzen, wenn solche Östrogen-Prophylaxe aus Gründen allgemeiner Sparsamkeit verweigert wird, oder sie lieber selbst bezahlen (oder den Arzt wechseln).

Lebenslang sind Frauen durch Östrogene in einem gewissen Grad gegen Phosphatwirkung geschützt, schon als Kinder. Sie sind sehr viel weniger von Verhaltensstörung betroffen als Knaben und Männer. Mit der Menopause hört dieser Schutz gegen den Phosphateffekt auf und nun wirken sich Phosphate kalkstoffwechselstörend aus, insbesondere als Kalkverluste der Knochen, die zu erhöhter Knochenbrüchigkeit führen.

Im Sommer 1988 waren 40 von 160 Betten des Triemli-Hospitals in Zürich nur mit Schenkelhalsbrüchen belegt, die eine weitgehende Osteoporose hatten. Früher, vor der Antibiotika-Ära, war der Schenkelhalsbruch in den meisten Fällen ein Todesurteil; die Sequenz von Gips, Bettruhe, Lungenentzündung durch mangelnde Belüftung war praktisch unabwendbar. Erst die Antibiotika als Infektionsprophylaxe machten eine Nagelung möglich; diese kürzte die Liegezeiten so sehr ab, daß Lungenentzündungen als Problem entfielen. Aber es ist nicht nötig, daß es überhaupt zu einem solchen Kalkverlust der Knochen kommt.

Die Gruppe um *Bell* und Mitarbeiter fand in vieljährigen Untersuchungen an Menschen und Haustieren, daß schon eine einzige Mahlzeit mit Phosphatzusätzen bei jungen, gesunden Menschen die Nebenschilddrüsen aktivierte und Calcium aus den Knochen mobilisierte.

Wurden Nahrungsmittel mit handelsüblichen Phosphatzusätzen verwendet, dann erhöhte sich der Phosphorgehalt von 1 g täglich auf 2,1 g, was der Behauptung deutscher Experten – Bundesgesundheitsamt –, die Zusätze machten nur einige Prozent der Gesamtphosphoraufnahme aus, widerspricht.

Die Befunde von *Bell* et al. wurden 1986 durch die Arbeitsgruppe von *Schmidt-Gayk* bestätigt. Man hatte dort in Heidelberg nur ermitteln wollen, was Menschen denn tatsächlich zu sich nehmen und war dabei auf viel zu hohe Phosphatmengen gekommen. Der Konsum in Deutschland stimmte mit den von *Bell* angegebenen Zahlen für die USA überein.

Eichholz hatte schon 1963 publiziert, daß Phosphor zu den lebensnotwendigen Bestandteilen unserer Nahrung gehört, aber auch, daß niemals Mangel daran festgestellt wurde. Es besteht ein Regelsystem der Nieren, so daß die Ausscheidung von Phosphor strikt an die Zufuhr angepaßt ist und daß diese Ausscheidung auf Null zurückgeht, wenn eine bestimmte Menge in der Zufuhr unterschritten wird. Eine solche Unterschreitung wurde bei parenteraler Ernährung – nach Operationen – beobachtet, aber niemals bei oraler Ernährung. Aber der Organismus ist empfindlich gegen Überladung mit Phosphor, wenn eine bestimmte Grenze überschritten wird.

Die Unterstellung der Drei Medizinischen Gesellschaften (Dt. Ärztebl. 84, Heft 14, 1987 S. 30), unsere phosphatreduzierte Kost sei bedenklich und es sei u. U. mit schweren Gesundheitsschäden zu rechnen, war also schon Jahre vor ihrer Veröffentlichung widerlegt. Eigene Untersuchungen haben sie aber nicht veranlaßt.

Die Regelung des Calciumhaushalts durch Phosphate ist nicht Allgemeinwissen. Wenn bei der Osteoporose Milch als Vorbeugungsmittel empfohlen wird, ist das ebenso unsinnig wie die allgemeine Empfehlung von Milch zum Ausgleich der Mineralbilanz. Das Verhältnis von Calcium zu Phosphor in der Milch ist numerisch ausgeglichen, aber die Regelung des Calciumhaushalts erfolgt *nur* durch den Blutphosphatspiegel. Sobald er ansteigt, wird das Hormon der Epithelkörperchen mobilisiert, welches Calcium aus den Knochen löst, unabhängig vom Calciumbestand. Bei geringem Calciumbestand kommt es zur Knochenstoffwechselstörung, höhere Calciumspiegel führen zur Ablagerung von Calcium, nicht geregelt im Knochen, sondern ungeregelt und an unphysiologischen Orten, wie in den Harnwegen als Nierensteine, als Verkalkung von Narben, u. a.

Der Mineralgehalt der Kuhmilch ist – auf den Menschen bezogen – unausgeglichen, phosphatlastig und führt zur Entkalkung der Knochen und zu Störungen des Calciumhaushalts. Diese Störungen treten bei

Babies als Milchschorf, Magenpförtnerkrampf, als allgemeines Unwohlsein und als Pseudokrupp auf. Wenn die Ernährung mit Kuhmilch aufhört, nehmen diese Störungen ab.

Die Prophylaxe der Kalkstoffwechselstörungen, die sich sowohl auf den Knochenstoffwechsel als auch auf die Durchlässigkeit der Zellwände – Auftreten von Ödemen –, die Erregbarkeit des Nervensystems und die Allergien erstreckt, ist also *nur* über eine phosphatreduzierte Kost möglich.

Es ist auch die Hirnfunktion betroffen: der Austausch von Neurotransmittern von Zelle zu Zelle – Hirnfunktion an sich – bedarf der Mitwirkung von Calcium, Kalium und Magnesium.

Schon 1958 publizierte *Selye,* der Entdecker der Nebennierenrinde, ihrer Funktion und ihrer Hormone, 14 Arbeiten in 4 Sprachen, in denen er nachwies, daß *Phosphate,* zusammen mit diesen Hormonen oder mit Streß, schwere Störungen des Kalium- und Magnesiumhaushalts verursachen. Kalium und Magnesium sind die Mineralien *in der Zelle;* Natrium ist das wesentliche Mineral in den Gewebsflüssigkeiten und im Blut, außerhalb der Zelle. Durch diese Störungen wird die Muskelfunktion, insbesondere des Herzens, beeinträchtigt und *Selye* konnte alle Herzmuskelschäden erzeugen, von der einfachen Fibrose über eitrige Entzündungen des Herzmuskels bis zum Infarkt, – und sie durch Kaliumgaben verhüten.

Die wissenschaftliche Öffentlichkeit nahm von diesen „langweiligen", chemischen Ergebnissen 20 Jahre lang keine Notiz, ausgenommen eine deutsche Pharma-Firma, die ein Substitutionspräparat von Kalium und Magnesium auf den Markt brachte, das in der Verhütung von Rhythmusstörungen des Herzens und anderen Herzmuskelstörungen jahrelang das Einzige war.

Praktisch alle phosphatempfindlichen Kinder oder Erwachsenen weisen Störungen des Kalium- und Magnesiumhaushalts auf, die – da sie durch das Phosphat-Übergewicht verursacht sind – unter phosphatreduzierter Kost auch wieder verschwinden.

Zu den Störungen der Muskelfunktion gehören auch Koordinationsstörungen, die maskiert in Erscheinung treten. z.B. bei der Funktion der Augenmuskulatur; die Betroffenen sind außerstande, die Augen auf einen Punkt zu zentrieren und sehen „blicklos" mit parallel gestellten

Pupillen in die Ferne. Sie nehmen nichts war, sie sehen und hören nicht und man muß sie regelrecht aufwecken.

Gleichzeitig mit der Augenfunktion ist die der sprachbildenden Muskulatur behindert, weshalb sich Sprachstörungen infolge gestörter Lautbildung praktisch immer mit der Legasthenie (oder Dyslexie) vergesellschaftet finden. Das ist so häufig, daß ein Beruf, der des Logopäden, sich nur mit der Behandlung dieser Sprachstörung befaßt.

Lese- und Schreibschwäche wie solche Sprachstörungen sind in einer ganzen Reihe von Fällen, wenn phosphatreduzierte Kost verabfolgt wurde, verschwunden. Ein besonders aggressiver Fünfjähriger, der wegen der Sprachstörung logopädisch behandelt wurde, verlor mit einer Testdiät über 4 Tage weg diese Sprachstörung und seine Aggressivität. Dies war so eindrucksvoll, daß wir diese Testdiät im Anhang aufführen.

Wir haben schon vor Jahren von Wirkungen der Phosphate auf den Zustand der Haut erfahren, z.B. von einem chronischen, juckenden Ekzem, das einen beruflich erfolgreichen Mann zur Verzweiflung brachte, bis die Familie von der phosphatreduzierten Kost erfuhr und konsequent dabei blieb. Nach 4 Wochen dieser Diät war eine 33-jährige Qual zu Ende, das Ekzem verschwand.

Auch Neurodermitis hat sich als ein Hautschaden erwiesen, der auf phosphatreduzierte Kost günstig reagiert.

Inzwischen ist die Zahl der Neurodermitiker auf über eine Million angewachsen. Etwa 10 % der Säuglinge werden schon in den ersten Lebenswochen von dem Übel befallen. Aber es ist nicht ausgewiesen, welchen Anteil daran die Brust- und welchen die Flaschenkinder haben. Auch Brustkinder können betroffen sein, wie das folgende Beispiel zeigt:

Eine Familie mit vier Kindern stellt sich vor:
Vater hat Heuschnupfen, der älteste Sohn von 11 Jahren ist verhaltensgestört, zwei weitere Söhne – 8 und 6 Jahre alt – sind Neurodermitiker, ein Säugling (Mädchen) wird gestillt und ist bisher symptomfrei. Die ganze Familie ißt inzwischen phosphatreduzierte Kost, so daß zum Berichtszeitpunkt alle Familienmitglieder ohne Anzeichen von Phosphatempfindlichkeit sind.

Als der Säugling 6 Monate alt ist, läßt sich die Mutter von einer Freundin verleiten, ein Stück Schokolade zu essen. In der nachfolgenden

Nacht fängt der Säugling an, zu weinen. Am nächsten Morgen hat er Neurodermitis. Jetzt hält die Mutter wieder strikte Diät und die Neurodermitis ihres Kindes heilt ab.

Wie sind die Reaktionen des Säuglings zustande gekommen?

Wir wissen nur, daß alle Hauterscheinungen im Zusammenhang mit dem Verlust des Säuremantels der Haut durch die alkalisierende Wirkung übermäßiger Phosphatzufuhr stehen.

Die Säureproduktion des Magens wird durch Carboanhydratasen bewerkstelligt, ebenso wie die Produktion des alkalischen Bauchspeicheldrüsensekretes. Diese Sekrete sind jeweils auf das Optimum-pH der Verdauungsenzyme abgestimmt, Magensäure vom pH 2.0 mit dem von Pepsin, Bauchspeicheldrüsensekret mit dem von Kathepsin, pH 8.5, so daß die Spaltung von Nahrungseiweiß in große Bruchstücke im sauren Bereich, die weitere Spaltung bis zu den Aminosäuren im schwach alkalischen Bereich erfolgt.

Es ist ersichtlich, daß eine Störung in diesem feinst abgestimmten Zusammenspiel durch Zufuhr von Phosphaten von größter Bedeutung für die Verdauung einerseits und für die Regulation des Säure-Basen-Haushalts andererseits sein muß.

Mit der Verhaltensstörung sind auffallend häufig Magen-Darm-Störungen verbunden und es gibt Erfahrungsweisheiten, wie z.B. die Kummer- und Mißmutsfalten der chronisch Magenkranken, überwiegend Leptosome, die sich leicht in das Bild der grätig verstimmten Verhaltensstörung einpassen. Das Bild der Phosphatstörungen betrifft den ganzen Menschen; es fängt beim weinerlichen, berührungsscheuen Baby an und endet bei der alten, osteoporotischen Frau, von der ihre junge Verwandte klagt: „Und meine Schwiegermutter ist ja so böse geworden".

Seit wir die ersten Beobachtungen publiziert haben, die auf *eine* Ursache und *eine* zentrale Wirkung hinweisen, blieb es das Bestreben der Medizin, die sich daraus ergebende, ganzheitliche Betrachtungsweise in so viele Einzelsymptome zu zerlegen, daß sich die Phosphatintoxikation wieder mühelos in die Kategorien der medizinischen Spezialisierung einordnen ließ. Mit der Behandlung von Symptomen der Phosphatintoxikation befassen sich: Allgemeinärzte, Kinderärzte, Allergologen, Kinderpsychiater, Gastro-Enterologen, Dermatologen, daneben Logopäden, Psychologen, Spezialisten der Muskelübung, Sonder-Pädagogen, sodaß die Phosphatempfindlichen einen Rucksack von Therapeuten auf sich tragen, der nicht nur für die Betroffenen, sondern auch für die Gesundheitsvorsorge eine enorme finanzielle Last bedeutet. Wie leicht diese Last abgeworfen werden kann, wenn man sich die Mühe macht, sich mit der Nahrung zu befassen, soll im Kapitel 3 dargelegt werden.

2.4 Wer sind die MzD-Kinder? Wen trifft es?

Die bisherigen Beobachtungen lassen vermuten, daß die MzD-Kinder die Disposition für ihre Phosphatempfindlichkeit geerbt haben.

Meine bisherigen Beobachtungen besagen, daß das Syndrom mit der allgemeinen Ähnlichkeit vererbt wird und an persönliche Eigenarten gekoppelt ist, wie sie *Ernst Kretschmer* bereits 1920 definiert hat („Körperbau und Charakter", letzte Ausgabe 1980). Er fand 3 Konstitutionsvarianten, gleicherweise bei allen Menschenrassen, wieder. Leptosome, Athletiker und Pykniker. Etwa 50 Prozent der Bevölkerung gehören der überwiegend leptosomen Variante an. Sie sind durch zierlichen Knochenbau, längliches Gesicht, insbesondere schmales Untergesicht, gekennzeichnet. Ein Hauptmerkmal ist Blässe, die durch den Funktionszustand des Kreislaufes bedingt ist. Der Kreislauf wird durch den Turgor des Bindegewebes, durch den Spannungszustand der Aderwände sowie die Pumpleistung des Herzens bestimmt. Bei Leptosomen ist der Spannungszustand der Adern, der durch ein sensibilisierendes Hormon der Nebennierenrinde vorbereitet und durch das Noradrenalin-Adrenalin-System hergestellt wird, gering, der Blutdruck niedrig, die Blutversorgung der Peripherie mäßig; das Blut hat die Neigung, im Bauch zu versacken. Da das Hormon des sympathischen adrenergischen, leistungsbezogenen Astes im vegetativen Nervensystem, das Noradrenalin, relativ untervertreten ist, dominiert – relativ – das Hormon des parasympathischen Astes, des Vagus, das Acetylcholin.

1931 hat der Internist *D. Jahn* den Grund für diese Streubreite menschlicher Eigenschaften gefunden. Nach ihm gibt es eine Konstitutionsbreite, die auf der Art und Weise beruht, in der sich das Individuum im Zellstoffwechsel die Energie für seine Arbeit aus den Kohlehydraten der Nahrung verschafft und in der das Arbeitsprodukt Milchsäure beseitigt wird.

H. Lampert, ebenfalls Internist, beschreibt 1940 die unterschiedlichen Reaktionsweisen als Antwort auf Außenreize. Er faßte *Kretschmers* Athletiker und Leptosome in einer Gruppe zusammen, weil beide gleichartig auf bestimmte Reize reagieren. Er nannte sie A-Typen zum Unterschied zu den pyknosomen, rundwüchsigen B-Typen. Auch *Kretschmer* sprach von Konstitutions-Typen, aber immer handelt es sich um Varianten, die auf einer Gauß'schen Verteilungskurve untergebracht werden können.

Mit diesen Fakten lassen sich die phosphatgefährdeten Kinder einwandfrei definieren: Leptosome und Athletiker nach *Kretschmer*, A-Typen nach *Lampert*, Menschen, die ihre Arbeitsenergie überwiegend oxydativ gewinnen und über eine sogenannte „überkompensierende Entsäuerung" nach *Jahn* verfügen. Die Leptosomen sind durch eine Minderfunktion des hypophysenabhängigen Systems, insbesondere des basophilen Anteils, charakterisiert. Athletiker werden durch ein Überwiegen des Wachstumshormons – des eosinophilen Zellanteils im Hypophysenvorderlappen – gekennzeichnet. In ihrem Hormonhaushalt dominieren Wachstumshormon und Glukagon, bei den Pyknosomen dagegen Nebennieren- und Keimdrüsenhormone, weshalb sie infolge des frühen Epiphysenschlusses relativ kurzwüchsig bleiben. Sie zeigen ein Überwiegen des basophilen Anteiles. Sie sind nicht MzD gefährdet.

Die Wirkung des Phosphats auf Leptosome bzw. A-Varianten ist dagegen derart, daß sie alle charakteristischen Eigenarten verstärkt und soweit in einen Extrembereich verschiebt, daß der resultierende Zustand mit dem Begriff „Gesundheit" nicht mehr vereinbar ist. Die Störung betrifft den ganzen Menschen, wirkt sich aber vorwiegend verhängnisvoll im Hormonhaushalt des vegetativen Nervensystem aus, dessen Hormone gleichzeitg Neurotransmitter des zentralen Nervensystems sind. Das heißt: Die Phosphatwirkung betrifft zwar das ganze Kind, aber die Auswirkungen dominieren bei der Funktion des neuesten, höchst entwickelten Gehirnteils, des Neocortex und des Stirnhirns.

Nach *Jahn* findet sich der grundlegende Unterschied der Reaktionsvarianten in der Eigenart des Zellstoffwechsels. Arbeitsenergie wird auf immer gleiche Weise aus Zucker gewonnen, der als Glukose (Traubenzucker) mit Hilfe von Insulin in die Zelle hineinbefördert worden ist. Dort wird der Zucker in mehreren Schritten zu Milchsäure abgebaut, die als solche liegenbleiben kann – man bekommt Muskelkater – oder die über Brenztraubensäure (mit Hilfe von Vitamin B_1 als Cocarboxylase) in Essigsäure umgewandelt wird, die dann mit Hilfe von Insulin und Coenzym A (in dem das Vitamin Pantothensäure steckt) in den sog. Zitronensäurezyklus übertragen wird. Diese Übertragung bedingt den Sprung der Essigsäure aus dem Zellplasma, in dem sich die Milchsäurebildung abspielt, in die Zellkörperchen, die Mitochondrien, die diesen Zitronensäurezyklus beinhalten. Die Zelle hat also regelrechte Miniorgane, Organellen, die voneinander abgegrenzt sind. Der Sprung aus dem Plasma in die Mitochondrien ist bei den A-Varianten normal. Sie haben eine relativ hohe Insulinaktivität, die dafür verantwortlich ist (daher Neigung zu Blutzuckermangel und geringe Insulintoleranz).

In diesem Zitronensäurezyklus wird die Essigsäure vollständig zu Kohlendioxyd und Wasser verbrannt. Die gesamte Energie des Zuckermoleküls, mit dem der Abbau anfing, wird so gewonnen. Der Zitronensäurezyklus ist in allen seinen Stufen eng mit dem Haushalt der Aminosäuren verbunden, aus denen Eiweiß entsteht. Umschaltungen in diesem Haushalt zum Eiweißaufbau werden leicht bewältigt. Es ist genügend Ausgangsmaterial und Energie vorhanden.

Ausgeschieden werden die Endprodukte Kohlendioxyd und Wasser. Die Leistungsfähigkeit dieser Personen ist nur durch die Lungenkapazität und die Herzleistung begrenzt. *Jahn* fand diese Variante daher unter den Dauersportlern, z.B. den Marathonläufern. Ihre Muskeln bleiben schlank, weil sie mit höchster Effizienz arbeiten; Lungen und Herz sind trainierbar.

Die Gegenvariante sind nach *Jahn* die Kraftsportler, die zu den B-Varianten oder Pyknosomen gehören, die Männer mit den Muskelpaketen, die ihre Energie ganz überwiegend durch Milchsäurebildung gewinnen. Nach Arbeitsbelastung stecken die Muskelzellen voller Milchsäure, die entweder langsam weiteroxidiert oder auf dem Blutweg abtransportiert und durch die Leber ausgeschieden wird. Bei Menschen dieser Variante sank nach Mehrfachbelastung (Belastung – Pause – Belastung) die Leistungsfähigkeit rasch ab, während bei den Dauersportlern gerade die wiederholte Belastbarkeit hoch war.

Für den Gesamthaushalt und die Persönlichkeit der Leptosomen bedeutet die oxidative Energiebeschaffung einen äußerst ökonomischen Umgang mit dem Angebot an Nahrungsmitteln und eine sehr ökonomische Muskeltätigkeit. Es bedeutet auch Mangel an Säure bzw. Wasserstoff-Ionen im Haushalt der Person (durch den geringen Milchsäure-Rest), Pyknosome erzeugen dagegen unter jeder Art von Beanspruchung Milchsäure, die den Pegel von Wasserstoff-Ionen im Stoffwechsel durchweg hochhält.

Das ist ein sehr wichtiger Unterschied. *G. Fazekas*, ein ungarischer Gerichtsmediziner, der sich 35 Jahre lang mit diesen Phänomenen beschäftigte, fand, daß das Wasserstoff-Ion (aus Säure) den Antrieb des vom Hypophysenvorderlappen abhängigen Hormonsystems bewirkt. Er hat das an allen möglichen Tierarten nachgeprüft. Er benutzte dazu einfache Mineralsalze und konnte durch die Zufuhr von Wasserstoff-Ionen in Form dieser Salze eine metabolische Azidose erzeugen, die sich dauerhaft auf den Hormonhaushalt auswirkte. Er konnte bei virginellen Kaninchen Milchsekretion hervorrufen, die Ovarien und Uteri dieser Tiere wurden schwerer, enthielten mehr Hormone. Auch die Nebennieren waren sowohl größer als auch aktiver. Ihre Hormone in Muskeln und Leber waren in größerer Menge vorhanden, der Einfluß dieser Hormone auf den Gesamtstoffwechsel daher intensiver. Er benutzte zunächst alle möglichen Salze, ging dann aber zu Ammoniumsalzen über, weil diese sich am gleichmäßigsten wirksam erwiesen.

Was daraus hervorgeht, ist die Tatsache, daß die Verteilung zwischen den Zellorganellen, die Art der Energiegewinnung, *bei denjenigen Varianten, die mit Säure belastet sind, allein dadurch ein hohes Funktionsniveau des von den basophilen Zellen des Hypophysenvorderlappens abhängigen Systems der Keimdrüsen und Nebennieren gewährleistet.*

Wenn schon das Baby bei jedem Strampler durch die Art seines Zellstoffwechsels und durch den Milchsäurepegel in seinem Blut den Hormonhaushalt in einer bestimmten Richtung steuert, so heißt das, daß sich diese Individualität auf der Basis einer genbedingten, ererbten Muskelstruktur in jedem Kontakt mit der Umwelt ausprägt, entwickelt und verstärkt. Das Individuum wird, so wie es geboren ist, durch den Kontakt mit der Welt um sich her „es selbst", eine Persönlichkeit, auch in seinem Hormonhaushalt, seinem Stoffwechsel, und, wie wir inzwischen schon gesehen haben, in seinem Verhalten. Ein einzelner, unverwechselbarer Mensch zu werden, ist also das Resultat aus der ererbten Anlage im Kontakt und in der Wechselwirkung mit der Welt im weitesten Sinne, wobei der Arbeit – der Muskeltätigkeit – eine entscheidende Rolle zukommt, weil sie den Haushalt der Säuren und Basen wie der Mineralien, und auf diesem Wege alle Funktionen, beeinflußt und ihre Entwicklung steuert.

Arbeit (um sich zu ernähren), Verletzungen, Schreck, Angst und Zorn sind Urphänomene. Alle bewirken zunächst einmal eine Zunahme der Azidität im Stoffwechsel, und die gesamte Funktion des Anpassungssystems, das System der Streß-Bewältigung, ist auf die Beseitigung dieser Säurelast ausgerichtet. Daher reagiert dieses System auf jedes Auftreten von Säure im Stoffwechsel mit Antrieb und Funktionssteigerung. Es ist einfach zu verstehen, daß ein Mensch, der seine Arbeit nur unter Entstehung relativ hoher Lasten an Wasserstoff-Ionen bewältigen kann, auch das Anpassungssystem durch diese Eigenart auf hohem Funktionsniveau hält. Dazu gehört die Dominanz des sympatischen Astes im vegetativen System, d.h. der Noradrenalin-Haushalt ist auf relativ hohem Funktionsniveau stabilisiert.

Es ist also festzuhalten. *Pyknosome Menschen mit einer vorwiegend durch Milchsäurebildung ablaufenden Energieproduktion haben einen deutlichen Sympathikotonus, der eine ungestörte, stabile Funktion des Noradrenalinsystems und der Noradrenalinumsetzung im Neocortex und der Hirnrinde zur Folge hat. Sie sind nicht durch Phosphate in ihrer Hirnfunktion gefährdet.* Möglicherweise haben sie ihre Gefährdung im Haushalt von Serotonin, dem Neurotransmitter des limbischen Systems, in dem die Stimmungslage zwischen heiter und traurig eingependelt wird.

Was bedeutet aber die **oxidative** Energiegewinnung für den Menschen der A-Variante? In ihrem Haushalt tauchen Wasserstoff-Ionen aus Muskelarbeit kaum auf, und der durch Wasserstoff-Ionen bewirkte Appell an das Funktionssystem der Anpassung fehlt. Wenn aber keine Wasserstoff-Ionen auftreten, ist auch keine Funktionssteigerung der Nebennierenrinde nötig, um sie zu eliminieren bzw. auszuscheiden. Der gesamte, von *Fazekas* beobachtete Funktionsreiz auf die vom basophilen Anteil des Hypophysenvorderlappens abhängigen Drüsen entfällt und damit auch das relativ hohe Funktionsniveau dieses Systems. Da sich das Individuum im Wechselspiel von ererbter Struktur und Außenreiz entwickelt – aber nur so, wie seine Struktur es ermöglicht –, bleibt beim leptosomen Kind der A-Variante das ganze sympathische, adrenergische System, ebenso wie die Hypophysenvorderlappen-Funktion, auf bescheidenem Funktionsniveau stehen. Der Organismus läuft – nicht nur nachts, sondern dauernd – im Schongang. Im Extremfall ergibt sich eine Art endokriner „Inaktivitätsatrophie", die den mit 45 pensionierten, aber mit 100 Jahren topfrischen Mann hervorbringt. *Der Mensch der A-Variante hat die Chance, ohne Verkalkung uralt zu werden; er ist nicht wie sein Gegenpol durch Atherosklerose, Diabetes, Hochdruck usw. gefährdet. Seine Gefährdungen sind solche durch die Dominanz des Vagus, z. B. Magengeschwüre, Tuberkulose, Allergien und die Phosphatgefährdung als Hirnfunktionsstörung.*

Vor zwei Jahren erschien in „Le Point", der französischen Wochenschrift, ein Aufsatz, in dem auf die Befunde von *Vandewalle*, von der Pitié in Paris hingewiesen wurde. Dieser hatte die Unterschiede im Leistungsvermögen von Ausdauersportlern und Kraftsportlern (auch Kurzstreckenläufern) mit einer Divergenz in der Verteilung roter, oxydierender und weißer, milchsäurebildender Muskelfasern begründen können. Das war nach 56 Jahren eine morphologisch-anatomische Bestätigung der physiologisch-chemischen Befunde von *Jahn* aus 1931. Die Verteilung ergibt, wenn man nicht nur die Extreme betrachtet, eine Gaußsche Kurve, sie reichte von 80 % weißer Fasern bei den Kraftsportlern, z. B. dem 100-m-Läufer Ben Johnson und Marina Kiehl, der Abfahrerin, bis zu 80 % roter Fasern bei den Marathonläufern. Es bedarf keiner besonderen Erläuterung, daß die Empfindlichkeit gegen Phosphat, die Neigung zu „überkompensierender Entsäuerung" bei den Besitzern überwiegend oxydierender, roter Fasern zu suchen ist. Auch das ist ein brachliegendes Forschungsgebiet. Welchen Einfluß, nicht nur auf die Muskelleistung, sondern auch auf die Hirnfunktion, das menschliche Verhalten, hat die so weit divergierende Verteilung der Muskelfasern – rot oder weiß? *Kretschmer* und *Jahn* haben unendlich viele Beobachtungen zusammengetragen, aber heute, unter dem Blickwinkel des Muskelstoffwechsels, würden sich ganz neue Welten auftun.

In einer gemischten Bevölkerung finden sich immer nur wenige extreme Vertreter bestimmter Eigenart; die Mehrzahl gehört mittleren Varianten an. So existieren zwischen dem Überwiegen der Zellplasma-Aktivität (mit Milchsäurebildung) und dem Überwiegen der Aktivität der Mitochondrien (oxidative Energiegewinnung) ein weites Spektrum mittlerer Varianten. **Die Überzahl der Menschen ist also phosphat-gefährdet.**

Bei der Ausprägung der Gefahr spielt auch das Geschlecht eine Rolle: Weiblichkeit – der Einfluß der Oestrogene – verschiebt die Reaktionen nach B (-pyknosom) hin, Männlichkeit in die Gegenrichtung. Daher ist unter Männern die Variante A deutlicher ausgeprägt und häufiger, und infolge dessen bei Jungen auch die Neigung zu MzD. In die einfache Beziehung zwischen Energiestoffwechsel und Person spielt also auch die Richtung des Eiweißstoffwechsels hinein, eiweiß-anabole, männliche Hormone steigern die Tendenz nach A hin, während die weiblichen Hormone, die den Eiweißstoffwechsel abbauend (katabol) zur Fettbildung hinschalten, die Alkalose der A-Varianten und die Anfälligkeit für Phosphatwirkung abschwächen.

So kann man auch durch Einfluß auf den Eiweißstoffwechsel – indem man ihn anabol oder katabol schaltet – MzD abschwächen oder verstärken. Gonadotropine und eiweißanbauende Hormone verstärken MzD, Ammoniumsalze (die durch einen Einfluß auf den Aminosäurestoffwechsel der Leber im *Krebs'*schen Harnstoffzyklus den Eiweißstoffwechsel **katabol** schalten) sind imstande, ein MzD-Kind zu verwandeln, weil sie die Nebenniere antreiben.

Fazekas hat Ammoniumchlorid verwendet, um bei Erscheinungen geringerer Nebenniereninsuffizienz dauerhaft zu helfen. Er benutzte Kuren von jeweils 3–4 Wochen Dauer mit Ammoniumchlorid-Dragees. Ihm folgend, konnten auch bei MzD günstige Effekte beobachtet werden.

Wir sind durch einen Hinweis im Buch von *Jarvis* auf die Wirkung von Essigsäure aufmerksam geworden; er hatte sie bei den Kindern von Apfelbauern aus Vermont beobachtet. Essig in Dosen von Teelöffel bis Eßlöffel, mit Wasser verdünnt, hat sich inzwischen in zahllosen Fällen weltweit bewährt. Er wirkt ebenso rasch und intensiv wie eine Ritalin-Tablette. Es würde wirklich lohnen, diesem Zusammenhang wissenschaftlich nachzugehen. Wieso und auf welche Weise wirken Essigsäure, starke Sympathikomimetika bzw. Amphetamine und die Opiumabkömmlinge azidogen auf den menschlichen Stoffwechsel und normalisierend auf die gestörte Gehirnfunktion? Opiumderivate lähmen die „Zellatmung", Amphetamine setzen überall im Organismus Adrenalin und Noradrenalin frei, und Essig reichert das Angebot an H-Ion an. Hier liegt ein großes und nicht unwichtiges Forschungsgebiet brach.

Das System, mit welchen Kohlendioxyd, das bei der Veratmung von Zucker angefallen ist, aus dem Stoffwechsel entfernt wird, ist das der Carboanhydratasen, die Kohlendioxyd aus dem Zellstoffwechsel aufnehmen und es als Kohlendioxyd in der Lunge wieder abatmen. Aber diese Funktion allein reicht nicht aus, und so sind Nieren, Magen, Bauchspeicheldrüse, Speicheldrüsen mit aktiven Carboanhydratasen an dieser Regelung beteiligt. Diese Regelung ist für die persönliche Einstellung des Säure-Basen-Haushaltes verantwortlich. Wenn aber eines der daran beteiligten Systeme erkrankt – ich habe das bei Gastritis eines jungen Mädchens physiologisch-chemisch verfolgen können – so bricht diese Regelung zusammen, es reicht zur Einstellung eines Gleichgewichtes und auch zur Erzeugung alkalischen Speichels nicht mehr aus. Das ist ein Problem für den Arzt, wir würden uns bei dem Versuch, darauf einzuwirken, in dem Gestrüpp konstitutioneller Ursachen hoffnungslos verheddern, ohne zu helfen.

Derzeit taucht eine Methode wieder auf, die ich vor 30 Jahren eingehend untersuchen und benutzen konnte, die Bestimmung der Säure-Basenquotienten nach dem Frankfurter Arzt *Friedrich Sander.* Diese Analysen werden als diagnostische Methoden angeboten, aber wir sahen damals, daß die relativ langwierige Arbeit durch das Resultat nicht gerechtfertigt wird. Die Quotienten sagen nicht mehr aus als die Bestimmung des pH-Wertes, wenn es auch sehr interessant war, im Detail zu verfolgen, wie sich z.B. die Einsparung von Basen (OH-Ion) nach einer schweren, langen Krankheit in der Erholungsphase vollzog. Sie dehnte sich über sechs Monate hin aus, als die Betroffene sich längst für völlig normal und leistungsfähig hielt. Die Quotienten (nach *Sander*) sind für uns, im Zusammenhang mit der Verhaltensstörung, ohne praktisches Interesse.

Die Carboanhydratasen besitzen Zink als Zentralatom, aber noch kann niemand sagen, ob in den verschiedenen Stadien ihrer Aktivität dieses Element mehr verbraucht, mehr ausgeschieden oder mehr aufgenommen wird. Auch das ist ein brachliegendes Gebiet.

Wir können jetzt sagen, daß es möglich ist, aus der Beschaffenheit der Muskeln, mehr milchsäurebildend oder mehr oxydierend, mehr weiß oder mehr rot, auf die Empfindlichkeit der Person gegen Phosphate zu schließen. Damit ergibt sich auch, daß das gesamte Syndrom der durch Nahrungsmittel ausgelösten Hirnfunktionsstörung ererbt und vererbt wird.

2.5 Zielorgan: das „dreieinige Gehirn" (The Triune Brain)

In den 50er Jahren hat der Amerikaner *Mac Lean* herausgefunden, daß das menschliche Gehirn aus drei deutlich voneinander abgesetzten Funktionseinheiten besteht, von denen jede ihre eigene Wahrnehmung, ihre eigene Intelligenz und ihre eigene Ganzheit hat.

Die älteste Einheit ist das Stammhirn, das schon die Saurier hatten. In ihm waren vor allem Funktionen angesiedelt, die der Erhaltung des Individuums und der Bildung und Erhaltung der Art dienten. Es steuerte Verhaltensweisen wie Lagersuche, Revierbildung, Verteidigung, Beuteschlagen, Paarung und Fortpflanzung. List und Täuschung, Belauern und Hintergehen gehörten bereits zum Repertoire der Stammhirninhaber. Durch Nachahmung und Gewohnheiten prägten sich Arten, die nach Struktur und Verhalten identifizierbar und identisch waren, in denen sich auch Hierarchien entwickelten.

Mac Lean beschreibt zwanghafte Gewohnheiten, die Mechanismen der Revierverteidigung (Komm mir nicht ins Gehege!), das Belauern und Verfolgen „egoistischer" Antriebe und Zwecke, Täuschen, Überlisten und Lügen, den Ablauf von Konkurrenzkämpfen, das Abstecken von Märkten und Revieren, aber auch das Kopieren von Äußerlichkeiten, ferner Ausdauer und Perseveranz bei der Verfolgung von Zielen und Beute als vom Stammhirn ausgehende Impulse.

Das Stammhirn wird nach *Mac Lean* von zwei Neurohormonen angetrieben und gesteuert: vom Acetylcholin, dem Vagushormon als Energielieferant und Arbeitspferd des Gehirns und vom Dopamin, einem Vorläufer des Noradrenalins, als Modulator. *Mac Lean* entdeckte und beschrieb weiter, wie das Stammhirn von einem zweiten Gehirn umschlossen ist, das bei den Sauriern zwar schon als schmale Zone vorhanden war, aber erst bei den Säugetieren zum selbständigen Organ entwickelt wurde. Er nannte es das „limbische System"; es wird durch das den Indol-Abkömmling Serotonin gesteuert. Im limbischen System ist die Stimmungsschwankung zwischen heiter und traurig angesiedelt, die *Kretschmer* bei den Pyknosomen für dominierend hielt. Mangel an Serotonin ist mit großer Wahrscheinlichkeit die Ursache der endogenen Depression und somit eine vom Haushalt der Monoamine ausgehende Stoffwechselstörung, die Ursache für eine Psychose – eine Krankheit der Seele. Überschuß an Serotonin dürfte dagegen den Alkoholismus bedingen. Es wird angenommen, daß es sich mit dem ersten Abbauprodukt des Alkohols in der Leber, dem Acetaldehyd, verbindet und dieses Produkt die Alkoholsucht verursacht.

Ursprünglich steuerte das limbische System die Aufzucht der hilflosen Jungtiere, und möglicherweise ist das „Kindchenschema" (dicker Kopf mit Pausbacken, rundliche Körperformen und kleine Extremitäten) in diesem System zu Hause.

Das limbische System steht in unmittelbarer Verbindung mit dem Hypothalamus, einem endokrinen Zentrum, das Körper und Gehirn zusammenschaltet und Informationen und Anweisungen in beiden Richtungen vermittelt. Hier kommen z.B. Informationen aus dem Körperstoffwechsel an, die den Haushalt der vegetativen Hormone (Acetylcholin und Noradrenalin) betreffen; hier wird aber auch die Tätigkeit der Hypophyse, der Steuerungsdrüse für die Körperhormone, beeinflußt.

Diese Verbindung zu Hypothalamus und Hypophyse ist für das MzD-Problem von großer Wichtigkeit. Ein zornerregender Anblick führt zum Beispiel zu einem deutlichen Sympathikotonus des unbewußten Nervensystems, der mit einer Aktivierung der Nebennieren verbunden ist. Man wird rot oder blaß, Blutdruck und Pulsrate steigen an, die Verdauung stoppt. Die gleiche vegetative und endokrine Reaktion läßt das Adrenalin-Noradrenalin-System anspringen; sie treibt die Funktion im Stirnhirn an, die für die moralische Kontrolle zuständig ist. So wird jede Emotion, die stark genug ist, in die körperlichen Funktionen durchzuschlagen, gleichzeitig der moralischen Kontrolle unterworfen. Das gewährleistet, daß unverantwortliches Handeln ausbleibt. Dieses antikriminelle Regelsystem schützt den Menschen, sich oder anderen zu schaden, es kann aber durch Phosphat, Alkohol, Tranquilizer, Fruchtsäuren in der Nahrung, Eiweiß-Anabolika, Lecithin, Hyperventilation, kurzum durch das ganze Spektrum derjenigen Substanzen, die das noradrenalinabhängige Gehirn lähmen, außer Funktion gesetzt werden.

Die beiden alten Gehirne können sich weder durch Worte ausdrücken noch sind sie durch Worte erreichbar. Ihre Ausdrucksmöglichkeit ist allein das Handeln, ihnen kann man sich auch nur durch Handeln verständlich machen. Auch MzD-Kinder sind verbal nicht erreichbar, sie sprechen auf Zureden nicht an, weder auf freundliches Bitten und Erklären noch auf Strafandrohung. Alles gleitet an ihnen ab, sie tun, was sie wollen. Dieses Verhalten muß Mitmenschen, die die Zusammenhänge nicht kennen, reizen und erzürnen. Es bleibt der Phantasie von Kriminalisten und anderen Fachleuten überlassen, sich vorzustellen, was passiert, wenn ein manifest verhaltensgestörtes Kind einen noch immer phosphatempfindlichen Vater durch nonverbales Verhalten so aufbringt, daß er „in Rage" gerät. Das ist ein Vorgang, der im Extremfalle zur Kindesmißhandlung oder gar zur Tötung führen kann.

Die Entdeckung und Definition dieser nonverbalen Funktionsbereiche ist *Mac Lean* zu danken. *Eysenck* hat davon Gebrauch gemacht, ohne zu erkennen, daß das, was er „extravertiertes" Verhalten nannte – wir sagen Verhaltensstörung – durch Kontrollverlust zustande kommt, durch Inaktivierung derjenigen Funktionen, die der Kontrolle des Neocortex unterliegen. Dieser Funktionsverlust wird bei den phosphatempfindlichen Personen bereits durch eine Triggerdosis an Phosphaten bewirkt.

Das dritte, neueste, größte und für uns wichtigste Gehirn hat sich bei den Säugetieren immer mehr verfeinert, es hat beim Menschen seinen bisher höchsten Entwicklungsstand erreicht. Die Großhirnrinde, der Neocortex, vermittelt uns alle Informationen, die über Augen, Ohren, Körperoberfläche ankommen, verarbeitet und koordiniert sie, überlegt, denkt, behält, vergißt, trifft Entscheidungen, weiß alles und kann alles sagen.

In der menschlichen Entwicklung ist etwa zwischen dem Neandertaler und dem Cro-Magnon-Menschen noch einmal eine Veränderung eingetreten, das Stirnhirn hat sich ausgebildet, das heißt, das Großhirn dehnte sich nach vorne zu den Augen hin aus. Dieses Gehirn ist speziell der Ort, an dem die für Phosphatempfindliche wichtigste Behinderung effektiv wird.

Wie man inzwischen weiß, ist die Weitergabe von Informationen von Nervenzelle zu Nervenzelle ein für das ganze Nervensystem typischer Vorgang. In den Endstücken der Zellen werden die Substanzen – die Neurotransmitter – gebildet und in Bläschen eingelagert. Bei Reizung der Zelle wandern die Bläschen zur Zellwand hin, um dort mit ihr zu verschmelzen. Dabei wird der Inhalt, die Neurotransmittersubstanz, in den Spalt zwischen den Nervenzellen freigegeben, von der Nachbarzelle aufgenommen und inaktiviert. **So verläuft die Weitergabe von Informationen im Zentralnervensystem, das ist Nervenfunktion an sich.** Welche Nachricht weitergegeben wird, hängt vom Ort ab, an dem sich der Prozeß vollzieht. In der Hirnrinde sind genau bekannte Orte für genau definierte Vorgänge zuständig. So hat sich gezeigt, daß beim Lesen die Zentren für die Bewegung der Augenmuskeln, für die Aufnahme der von der Netzhaut ankommenden Informationen, für Weiterverarbeitung und Weitergabe, für Bewerten und Sortieren, und der Ort für die Bewegung der sprachbildenden Muskulatur erregt sind. Das heißt, beim Lesen bewegt man die Augen hin und her, verarbeitet das Gesehene zu Buchstaben, Worten und sinnvollen Sätzen, man spricht lautlos mit.

Die Weitergabe von Informationen in der Großhirnrinde ist an den ungestörten Fluß von Noradrenalin zwischen den betroffenen Zellen gebunden, die unter Mitwirkung von Calcium- und/oder Magnesium-Ionen gesteuert wird. Beim MzD-Kind ist die Freisetzung von Noradrenalin aus den Bereitstellungsbläschen behindert bis blockiert. **So wird auch die bei MzD-Kindern häufig auftretende Legasthenie als chemische Gesamtbehinderung des Lesesystems verständlich, die es sinnlos werden läßt, Teilfunktionen dieses Systems zu üben.**

Amphetamine (Ritalin) können die Aufhebung der Noradrenalinblockade für einige Stunden bewirken. Sie vermögen nicht alle Anzeichen der MzD zu beeinflussen. Ritalin vermag die trübe Verstimmung der Kinder nicht aufzuhellen.

Die Wirkung der Katecholamine wurde 1967 bei einem großen Symposium geklärt. Seitdem ist ihre Physiologie bekannt. Von der Informationsstörung bei MzD sind die katecholamin-gesteuerten Vorgänge betroffen; die Übertragung von Serotonin und Acetylcholin dagegen verfügt über eigene Rezeptorsysteme.

Erst in den letzten Jahren wurde festgestellt, daß das Stoffwechselprodukt des Dopamins bei MzD-Kindern in der Zerebrospinalflüssigkeit vermindert ist. Das läßt darauf schließen, daß nicht nur die Großhirnkontrolle des Bewußtseins, der Hirnrinde, reduziert, sondern auch die Modulation des Stammhirns selbst behindert ist, so daß fehlerhafte und unkontrollierte Stammhirnaktivität eine zusätzliche Fehlstelle in der Hirnfunktion bedeuten kann.

Bei MzD-Kindern sind Hirnfunktion und Gleichgewicht im vegetativen Nervensystem einseitig festgefahren bzw. zugunsten des Vagushormons Acetylcholin verschoben. Daraus lassen sich alle Erscheinungen ableiten, die sich bei ihnen zeigen. **MzD ist also eine Stoffwechselkrankheit im Bereich der Neurohormone, wie Diabetes eine Stoffwechselkrankheit im Bereich der Stoffwechselhormone ist.**

2.6 MzD und Kriminalität

Nach der Polizeilichen Kriminalstatistik steigt die Kriminalität und nicht zuletzt die Kriminalität der Minderjährigen trotz vielfältiger Bemühungen und Maßnahmen von Jahr zu Jahr an. Alle psychiatrischen und psychologischen Theorien über die Ursachen und alle Vorschläge für eine wirksame Prävention sind in der Praxis weltweit gescheitert.

Wenn in England zum Beispiel ein ganzes Gefängnis, neu erbaut mit kleinen, überschaubaren Abteilungen, unter der ausschließlichen Leitung von Psychiatern, mit intensiver psychologischer Betreuung, mit kosmetischen Operationsmöglichkeiten für körperlich Benachteiligte, nach 4 Jahren keine größeren Erfolgsquoten aufzuweisen hat als eine alte, überbelegte Anstalt in Oxford, wenn in Kalifornien intensiv betreute Jugendliche genauso rückfällig werden wie die, um die sich niemand kümmert, dann sind solche Ergebnisse Anlaß genug, darüber nachzudenken.

Noch immer wird abgeschreckt, obgleich bekannt ist, daß Abschreckung keinen Effekt hat. Noch immer wird psychologisch betreut, obwohl es keinen Nutzen zeigt. Die durchweg verbalen Einwirkungen erreichen die Schichten der Persönlichkeit nicht, in denen Kriminalität angesiedelt ist.

Die Naturwissenschaft hat im Bereich der Kriminologie bisher zu wenig Eindruck hinterlassen, obwohl bekannt ist, daß chemische Einwirkungen menschliches Verhalten bis zur Unkenntlichkeit verändern können.

Eysenck hat sich intensiv mit den persönlichkeitsbezogenen Fakten befaßt, auch mit ihrer Erblichkeit. Dabei verweist er auf die *Lange*schen Zwillingsforschungen. *Lange* hatte unter anderem 13 eineiige Zwillinge untersucht, die straffällig geworden waren. Ergebnis. 10 ihrer Zwillingsgeschwister waren ebenfalls Straftäter; 3 blieben strafrechtlich unauffällig. Von 17 zweieiigen – also unechten – Zwillingspaaren dagegen waren „nur" zwei der Geschwister straffällig, während 15 im Untersuchungszeitraum unauffällig geblieben waren.

Von 750 von *Lange* untersuchten ein- und zweieiigen Zwillingspaaren verhielten sich – in bezug auf Kriminalität – die eineiigen echten, viermal so häufig identisch wie die zweieiigen „unechten" Zwillinge. Bei jugendlichen kriminellen Zwillingen waren 85 Prozent der eineiigen konkordant, 43 Prozent der zweieiigen; Homosexualität war bei den echten Zwillingen in 100 Prozent der Fälle übereinstimmend, bei den unechten dagegen waren es nur 12 Prozent. Bei den von kriminellen Müttern stammenden Adoptivkindern war die Kriminalität erheblich höher als in der Vergleichsgruppe mit Adoptivkindern unauffälliger Herkunft. Das Meinungsklima in den USA erschwerte es aber, diese Resultate zu akzeptieren, die den durchschlagenden Einfluß der ererbten Persönlichkeit belegten.

Das hat sich in den letzten Jahren geändert, seit Zwillinge und Drillinge getestet worden sind, die nicht nur in ihrer körperlichen Beschaffenheit, sondern auch in ihrem Verhalten und in ihren Lebensläufen völlig identisch waren, obwohl diese Mehrlinge getrennt voneinander aufgewachsen und von der Existenz ihrer Geschwister erst unmittelbar vor dem Test informiert worden waren. Die mit den Untersuchungen beauftragten Forscher bekannten, daß sie die Ergebnisse „niemals geglaubt" hätten, wenn es nicht ihre eigenen gewesen wären.

Diese Forschungsergebnisse engen den Spielraum der Umwelteinflüsse auf den Menschen und sein Schicksal – *Eysenck* bemaß ihn noch mit 20 bis 40 Prozent – derart ein, **daß neben der Genprägung die Nahrung als wichtigster Faktor für die Entwicklung des Menschen**

gelten muß. Und in dieser Nahrung hat nach den Ergebnissen unserer Beobachtungen Phosphat die gravierendste Bedeutung.

Eysenck hat sich auch auf die von *Mac Lean* definierte, für Kriminalität wichtige Stammhirnfunktion bezogen, aber er hat sie nicht im Zusammenhang mit den Kontrollfunktionen des Großhirns erwähnt. *Eysenck* ging es in erster Linie um nonverbale Funktionen, die er durch nonverbale Maßnahmen beeinflussen wollte, was ihm durch seine Konditionierung in geeigneten Fällen, bei Phobien und Zwängen, auch gelungen ist. Er hat nur beiläufig von der Chemie der Hirnfunktion Notiz genommen. Er wußte, daß Katecholamine die Wirkung kontrollierender Faktoren steigern, Sedativa und Alkohol sie hemmen. Ersteres bezeichnet er als Zunahme von Introvertiertheit, letzteres, was wir als Kontrollverlust der Hirnrinde bezeichnen, ist bei ihm die Verlagerung zur Extravertiertheit.

Es führt zur Verwirrung, daß der Begriff der Extravertiertheit sowohl die echte Kontaktfähigkeit der zirkulären Temperamente als auch den Kontrollverlust bei den chemisch enthemmten, schizothymen Varianten, den Leptosomen, beinhaltet, von denen die einen ganz besonders wenig kriminalitätsträchtig, die anderen aber verhaltensgestört und kriminalitätsanfällig sind. Extravertiert wie introvertiert muß differenziert werden, insbesondere nachdem wir das Phänomen der Hirnstoffwechselstörung durch Nahrung kennengelernt haben.

Eysenck fragt auch, warum die Menschen der Aufklärung und des viktorianischen Zeitalters rational gehandelt haben und die späteren nicht mehr. Warum zeigen die Künstlerbiographien zwischen den Impressionisten und Realisten einerseits und den Kubisten, Fauves, Surrealisten etc. andererseits einen tiefen Einbruch? – Weil sich die Ernährung um diese Zeit so wesentlich geändert hatte.

Um 1880 war Zucker (mit seinen Hypoglykämien, die allerdings erst 100 Jahre später entdeckt wurden) zum Volksnahrungsmittel geworden, Schokolade auf den Markt gekommen und Backpulver, das zur Hälfte aus Phosphat besteht, eroberte sich die Backstuben und Küchen.

Im Kapitel über das dreieinige Gehirn wurde dargelegt, wie sich der Organismus im Bereich der Emotionen normalerweise selbst steuert. *Eysenck* hat diesen Zusammenhang beobachtet, der für die Kriminalität in vieler Hinsicht wichtig ist, weil eben die Störung der Stirnhirnfunktion die Antriebe unkontrolliert durchschlagen läßt. Und dieses wird nicht ausschließlich das Problem der Kinder bleiben, was einmal geglaubt, zumindest erhofft wurde; immer mehr Menschen sind auch noch als Erwachsene phosphatempfindlich. Auch das ist eine Tatsache, die bei einem Konzept zur Prophylaxe einkalkuliert werden muß.

Die Sperre zwischen nichtkriminellem und kriminellem Verhalten ist bei allen phosphatempfindlichen Menschen durchlässig. Es hängt vom Zufall, besser, von der gegebenen Gelegenheit ab, ob es im Einzelfall zu schlimmen Folgen kommt. Besonders gefährdet und gefährlich sind Athletiker, die über nicht unbeträchtliche Körperkräfte verfügen.

Als Grenzfall zum kriminellen Verhalten ist auch die größere Häufigkeit von Unfällen anzusehen, die dieser Personenkreis erleidet und verursacht (Kinderunfälle, Verkehrsunfälle!).

Die im Stammhirn angesiedelten Antriebe der Selbsterhaltung, der Arterhaltung (Sexualität), der Revierbildung und -verteidigung, aber auch Antriebe zu hierarchischen Rangordnungen und Stabilität der Gewohnheiten spiegeln sich deutlich im Verhalten von Gangs und Banden wider, die eine entartete Form dieser ursprünglich zweckgebundenen Antriebsreaktionen darstellen. Die drohende, martialische oder groteske Kostümierung von Gruppen ist, wie ihr sonstiges Imponiergehabe, die sinnentleerte Geste eines einst nützlichen Stammhirnverhaltens.

Wie wir wissen, herrscht in diesen Gruppen strikte Rangordnung. Es steht fest, wer das große Wort führen darf, die Gewalt ausübt; diese straff geführten Banden entfalten beträchtliche kriminelle Energien. Sie sind von ihren harmlosen Vorgängern, den Pfadfindern von gestern, inzwischen meilenweit entfernt.

Wie schon erwähnt, ist das Steuerhormon des Stammhirns, das Dopamin, der unmittelbare Vorläufer des Noradrenalins im Stoffwechsel, in der Zerebrospinalflüssigkeit von MzD-Kindern vermindert, was ein Übergreifen der Noradrenalinstörung auf die Steuerung des Stammhirns vermuten läßt. Es wäre außerordentlich wichtig zu erfahren, ob die Kontrolle der Stammhirnantriebe bei der Phosphatintoxikation behindert ist, da es im Bereich der Kriminalität Fälle entmenschter Brutalität und völlig sinnloser Gewalt ohne jeden Anlaß gibt, bei denen man annehmen muß, daß die ihnen zugrunde liegenden Antriebe nicht nur nichts mehr mit dem sinnvollen Bau- und Lebensplan des Individuums zu tun haben, sondern ohne jede Kontrolle wild vagabundieren.

Nachdem wir erkannt haben, daß die menschliche Hirnfunktion, der die Kontrolle der Antriebe aus den alten Gehirnen obliegt, durch Phosphatintoxikation gestört werden kann, eröffnet sich ein Zugang zu kriminellen Vorgängen, auch solchen, die sich aus psychologischer Sicht nicht erklären lassen.

Das Verhalten eines MzD-Kindes ist nach *Wender* fließend vom Absonderlichen und Störenden, über das A- und Antisoziale ins Kriminelle übergehend. Was sich in ihrem Lebensalltag manifestiert, ist die Resultante aus Antrieben, mehr oder weniger beeinträchtigter Kontrolle und der „Gelegenheit". Welche Kraft den einzelnen Faktoren zukommt, ist bis heute nicht untersucht, dürfte aber individuell verschieden sein.

Es ist nur logisch, daß ein durch „entfesselte" Antriebe motiviertes Verhalten sich besonders dort ausdrückt, wo der Antrieb auch normalerweise wirksam werden sollte. (Habgier sowohl als Antrieb für ehrlichen Erwerb von Mitteln durch Arbeit und Anstrengung, aber auch als Antrieb für illegalen Erwerb durch kriminelle Energie).

Eysenck und *Lange* weisen wie viele andere darauf hin, daß die Eigentumsdelikte seit dem Zweiten Weltkrieg und besonders in den letzten zwanzig Jahren und primär unter Jugendlichen, deren Tatausführungen immer primitiver und gröber werden, erheblich zugenommen haben.

Ob der jugendliche Idealist, dessen Vorgänger vor 200 Jahren zu den schönsten „Blüten" politischer und geistiger Kultur zählte, in die primitive Gewaltkriminalität des Terrors absinkt, ob das Kind einer gesunden Familie beim Einbruch zur Beschaffung von Drogen erwischt wird, ob Banden aus „ordentlichen Verhältnissen" stammender Kinder Wohnungen, Gartenlauben oder Läden ausplündern, um sich Dinge zu beschaffen, einfach weil sie sie haben wollen, dies alles sind Vorgänge, die weder mit den diversen Morallehren, noch mit der „Beschädigung durch die kapitalistische Ausbeutung" oder durch permanente Vernachlässigung durch egozentrische Eltern überzeugend erklärt werden können. *Lange* weist in diesem Zusammenhang nachdrücklich auf *Frey* hin, der bei seinen schwer kriminellen Gefängnisinsassen nur wenige aus einem kriminellen Milieu fand. Die Verwandten der Inhaftierten waren in der Regel normale, friedliche und eingeordnete Bürger. Die Gefängnisinsassen bezeichneten sich selbst als „schwarze Schafe" ihrer Familien.

Auch das MzD-Kind ist heute noch überwiegend ein „Einzelfall" in seiner Familie; die Zunahme der MzD-Häufigkeit generell ist aber nicht mehr zu übersehen. Das Gefühl zunehmender, beängstigender, bedrückender persönlicher Unsicherheit, das sich in der Öffentlichkeit breitmacht, ist nicht unbegründet angesichts der Unberechenbarkeit der Impulse und Reaktionen bei Verhaltensgestörten.

Die offensichtliche Parallelität der Ursachen von MzD und Kriminalität läßt auf übereinstimmende Möglichkeiten einer effektiven Prophylaxe schließen: der Reduktion von Phosphat und den übrigen Wirkstoffen dieser Gruppe, wie Zitronensäure u. a. in der Nahrung. In den USA sind bereits entsprechende Versuche unternommen worden. Die Entfernung verhaltensstörender Stoffe aus dem Speiseplan amerikanischer Strafanstalten ergaben so massive und statistisch belegbare Verbesserungen im Befinden und Verhalten der Insassen, vor allem in „youth detention homes", daß diese um Fortführung der Diät baten. Besonders der Zusammenhang zwischen Milchverzehr und kriminellem Verhalten war auffallend (*Schauss*, „Diet, Crime and Delinquency"). In einem Jugendheim in Tehama County in Californien hatte man verschiedene Nahrungsfaktoren, besonders gewisse Metalle, als Ursache für Delinquenz in Verdacht. Ein Testverfahren ergab jedoch, daß nur ein Nahrungsmittel Verhaltensstörung bewirkte: die Milch.

Auch wir konnten beobachten, daß schon eine Tasse Milch Verhaltensstörung auslöst. Für phosphatempfindliche Menschen ist Milch – allen landläufigen „gesicherten Erkenntnissen" zum Trotz – ein gefährliches Nahrungsmittel. Deshalb müssen bis zum Vorliegen einer Klärung Milch und ihre Produkte aus der Kost der MzD-Kinder verschwinden.

Die positiven Ergebnisse amerikanischer Versuche füllen die Seiten dieses in Amerika erschienenen Buches (*Schauss*) und waren 1982 Thema eines Kongresses. Man fragt sich, warum dies von deutschen Anstalten ignoriert statt erprobt wird.

Hier muß auch noch einmal auf die Bedeutung von Streß hingewiesen werden, der bei MzD zweifellos die Normalisierung Verhaltensgestörter bewirken kann. So ist zu beobachten, daß sich zur Gewalt hin eskalierende Demonstrationen auflösen, sobald ein gewisser Grad von Schwierigkeiten – von Streß – erreicht ist. Die Gewalttätigen entfernen sich plötzlich, weil ihnen die Konsequenzen bewußt werden – die Kontrolle ist „angesprungen". Während von ihnen beispielsweise verbale Versuche der Polizei, sie zur Vernunft zu bringen, nicht wahrgenommen werden können, ermöglicht eine Streßsituation den Betroffenen wieder den Durchblick und normale Reaktion. Nur Streß bietet in solchen Fällen die Chance, den Schaden zu begrenzen. Entdeckung und Verhaftung können bei den Gewalttätern einen solchen Streß auslösen, daß sich ihr Verhalten drei Tage lang normalisiert.

Aber auch eine kriminelle Tat selbst kann so viel Streß erzeugen. Ein Darmstädter Gewalttäter wurde durch seine Tat so geschockt, daß er „aufwachte" und mit dem Ausruf: „Was habe ich getan?" zur Polizei lief. Dieses Verhalten ist beispielhaft dafür, wie rasch das Alarmsystem anzuspringen vermag und wie kräftig es sich dann durchsetzt.

Es ist notwendig, Phosphatzusätze in unseren Nahrungsmitteln auf ein Minimum zu beschränken, in jedem Fall aber sie exakt und überall zu deklarieren. Es ist einfach unverständlich, daß der zunehmenden Verbreitung der Folgen von Phosphatintoxikation immer noch durch gesetzlich zugelassene Nahrungsveränderungen unbedenklich Vorschub geleistet wird. Der nichtsahnende, phosphatempfindliche potentielle Delinquent kann der schädigenden Ernährung und ihren Folgen nicht entgehen. Jeder Straftäter, vor allem der jugendliche, sollte unter diesen Umständen ein Recht auf entsprechende medizinische Begutachtung geltend machen können, bevor die Schuldfrage diskutiert wird, zumal die Intoxikation inzwischen chemisch definiert werden kann. Mit der schlichten Feststellung, daß die Tat mit Intelligenz geplant, der Täter also verantwortlich sei, darf bei dem heutigen Wissensstand nicht mehr argumentiert werden. Intelligenz hat mit Kontrolle, Gewissen und Moral nichts gemein; sie urteilt nicht, sie dient und läßt sich nutzen. Intelligenz ist kein Kriterium für Verantwortlichkeit – dies ist eine Frage der intakten, funktionierenden Gewissenskontrolle, der nicht vergifteten, ungehinderten Stirnhirnfunktion.

Ich kann nur wiederholen, was *Adler* am 31. März 1981 beim Kongreß der John-Kennedy-Clinic der Johns Hopkins University in Baltimore sagte: „Man steckt sie ins Gefängnis, obwohl sie nichts dazu können"!

In Mainz hatte 1977 der 18jährige Peter K., ein leptosomer, blasser junger Mann, während eines Urlaubs aus der Vollzugsanstalt ein Mädchen mit einem Messer tödlich verletzt. Seine Lehrerin hatte während der Schulzeit – über 5 Jahre – die Verhaltensstörung des Jungen beobachtet. Sie sagte beim Termin als Zeugin aus. Peter hatte dann schon als 15jähriger ein Mädchen tätlich angegriffen und eine Gefängnisstrafe erhalten, die er nahezu verbüßt hatte, als er, während des Hafturlaubs, erneut gewalttätig wurde. Vor der grausamen Tat hatte Peter, zusammen mit seinem Bruder, reichlich Bier und Cola getrunken.

Peter war einer von drei Söhnen. Nach Aussagen der Mutter ähnelte er als einziger seinem Vater, einem schwierigen Mann, der oft trank.

In dem Prozeß gegen Peter K. wollte sein Anwalt die Verhaltensstörung des Täters näher erörtern. Aber die übrigen Prozeßbeteiligten waren gegen das Ansinnen des Anwalts. Die Öffentlichkeit gebärdete sich, als hätte der Anwalt die schreckliche Tat begangen. Niemand billigte dem Täter eine sachliche Beurteilung zu, etwas, was wir seitdem vielfach erlebt haben, weil die Schemata psychiatrischer Beurteilung diese Sachverhalte nicht erfassen. Der Gutachter erklärte, Peter K. habe die Tat mit Intelligenz geplant, nichts lasse auf Unzurechnungsfähigkeit schließen, trotz schwerer Abartigkeiten sei kein Schuldausschließungsgrund zu erkennen. So wurde der 18jährige Täter zu 15 Jahren Gefängnis verurteilt. Seine Strafe konnte den Volkszorn besänftigen, mit dem Urteil war der Gerechtigkeit Genüge getan. – Die Leute gingen ruhig nach Hause.

Peter K. ist nach wie vor gefährdet und gefährlich. Phosphat und/oder Alkohol können bei ihm jederzeit wieder einen Kontrollverlust verursachen und damit ein Handlungsschema freisetzen, das ihn schon zweimal zum Straftäter werden ließ. Nach *Eysenck* wurden Täter mit bis zu 60 Wiederholungen des gleichen Schemas angetroffen. Für sie gilt, was für das MzD-Kind allgemein gilt: acts like driven – handelt wie getrieben.

Mit dem Kernsymptom der Alkalose, das leicht zugänglich und meßbar ist, ist der Forschung die große Möglichkeit gegeben, exakt den Veränderungen des Stoffwechsels nachzugehen. Nun wird es Aufgabe von Kriminologie und Rechtsmedizin sein, die Erkenntnisse weiterzutreiben. Wieviel Zeit den Wissenschaften bleibt, wird unter anderem auch davon abhängen, wie lange sich die Opfer der Intoxikation noch so wie bisher behandeln und beurteilen lassen.

2.7 MzD und Drogensucht

Es hat für uns niemals ein Zweifel daran bestanden, daß der Weg in die Drogensucht über die Verhaltensstörung führt. Die Unruhe der MzD ist ein Zeichen extremen Unbehagens. Wir haben sie so oft kommen und gehen sehen und beobachtet, wie parallel dazu das Stimmungsniveau sich änderte. Unruhe und Verstimmung sind so schwerwiegend, daß Rückfälle von den Betroffenen übereinstimmend als „fürchterlich" beschrieben werden. Sie wünschen nur, es möge vorbeigehen. Und das ist der Grund dafür, daß Verhaltensgestörte zu Drogen greifen.

Es gibt vier Gruppen von Substanzen, die eine gemeinsame Wirkung auf den Stoffwechsel haben; sie erzeugen metabolische Azidose. Diese Stoffe heben die Erscheinungen der MzD auf. Aber nach Abklingen der direkten Wirkung kommen sie umso härter zurück, entsprechend der Betroffenheit der Person und ihrer Empfindlichkeit gegen Phosphat. Zu diesen Stoffen gehören die Ammoniumverbindungen, die man zur Umstimmung benutzen kann und auch benutzt hat.

Das gleiche kann man mit Ascorbinsäure erreichen, aber mit Vitamin-B_2-Mangelerscheinungen an der Haut. Auch Katecholamine, wie Amphetamin, Ritalin und Captagon wirken auf dieses System. Sie bewirken ein solches Auf und Ab, daß manche Betroffene sie wegen der Rückschläge nicht benutzen können.

Die Substanzgruppe, die diese Erscheinungen am deutlichsten auslöst, sind die Opiate, die Abkömmlinge des Morphins, also Heroin. Heroin stellt sämtliche Symptome der MzD augenblicklich ab; es beseitigt die Unruhe, und zum Unterschied zu allen übrigen Substanzen nebelt es die Urteilsfähigkeit der Benutzer sanft und milde ein. Die Welt verschwimmt in friedlichem Nebel. „Breit" heißt der Zustand. Das ist das Ziel, das mit dem Heroingebrauch angestrebt wird: Erlösung von der Unruhe und von der grämlichen Verstimmung. Dabei ist die Intelligenz nicht beeinträchtigt. Der Betroffene tut seine Arbeit, leistet sogar gute Arbeit, läßt sich zu diesem und jenem veranlassen. Intelligenz, Verstandeskraft ist auch hier am moralischen Urteil, an der Gewissensinstanz, nicht beteiligt. – Sie steht daneben.

Nach dem Abklingen der Heroinwirkung kommt das Entzugssyndrom, das die Abhängigkeit bewirkt; es wird noch ergänzt durch all die schrecklichen Empfindungen, die MzD verursacht. Heroin hat also eine starke symptomatische Einwirkung auf MzD, mit einem besonders heftigen Rückschlagseffekt.

Die Wirkungen sind lange bekannt, erstaunlich ist nur, daß man den Zusammenhang nicht eher sah. Er wird durch die Tatsache offensichtlich, daß der Sympathikusreizstoff Catapresan die Entzugserscheinungen soweit dämpfen kann, daß sich Süchtige damit selbst entzogen haben. Seine Wirkung ist aber gefährlich. Catapresan hat eine nur dieser Substanz eigentümliche, zentrale, blutdrucksenkende Wirkung, die bei den Süchtigen zu gefährlichen Blutdruckstürzen führen kann.

Es läßt sich also, sehr summarisch, sagen, daß man auch die Drogensucht nur bekämpfen kann, wenn man die Verhaltensstörung bekämpft. Ich kann auf mehr als 55 Jahre praktischer Erfahrung in deutschen Apotheken zurücksehen: Drogenabhängigkeit in der heutigen Form hat nicht existiert. Früher waren Drogenabhängige Kranke, die aus guten Gründen Schmerzmittel bekamen, Personen, denen besonders leichter Zugang zu Drogen, meist zusammen mit einer Erkrankung, den Einstieg gebracht hat. Das waren immer einzelne, seltene Fälle. Es muß also wie für die Kriminalität einen in unserer Zeit liegenden, besonderen Grund für die Häufigkeit der Drogensucht geben.

Ein Grund mehr, die Verhaltensstörung energisch, viel energischer als bisher, anzugehen. Wer sich um ein Kind im Drogenmilieu zu kümmern hat, versuche es!

Dr. *Rosa Gryder* von der amerikanischen Food and Drug Administration hat vorausgesagt, daß es angesichts der Zusammenhänge zwischen Verhaltensstörung, Jugendkriminalität und Nahrung zu Konflikten zwischen der Bevölkerung, den Regierungen und der Wirtschaft kommen werde. Wir haben sie schon. Aber Verhaltensstörung, Kriminalität und Drogensucht sind Grund genug, die Konflikte mit allen nur möglichen Mitteln auszutragen.

Was bisher in Sachen Phosphat erreicht wurde, habe ich mit Hilfe meines Mannes und der freundlichen Duldung und Hilfestellung einiger Ärzte bewirkt, vor allem aber mit der aktiven Mitarbeit von Eltern, die ebenso betroffen waren wie wir. Wir haben weder politischen Instanzen, noch Behörden, Beamten oder Politikern, auch nicht Juristen und vor allem nicht der medizinischen Forschung zu danken. Unsere Gesetzgeber sind den Verhaltensgestörten, den jugendlichen Kriminellen und den Drogenabhängigen – außer dem Gefängnis! – alles schuldig geblieben. Dabei wäre im Einzelfall mit weniger als zehn Mark, in weniger als einer Woche, herauszufinden gewesen, was Phosphat bei einem empfindlichen Menschen bewirkt.

2.8 Das Syndrom in seiner ganzen Breite – Das Syndrom in allen Altersgruppen

1995 erreichte uns aus der Schweiz der folgende Brief:

„Seit seiner frühesten Kindheit litt mein Sohn Steven an Otitiden (Mittelohrentzündung). Die Nächte waren schwierig. Mit zwei Jahren kam der Junge in den Kindergarten. Hier fiel er auf. Er störte ständig den Rhythmus seiner Gruppe und brachte Unruhe unter die Gleichaltrigen. Mich trafen die Vorwürfe der anderen Mütter. Ich konnte nun beobachten, daß sich besonders nach der Einnahme von Medikamenten gegen die Mittelohrentzündung (Antibiotika, Hustensirup, Tropfen, Suppositorien, Beruhigungsmittel) Stevens Verhalten verschlechterte.

Nach einem Besuch bei einem Allergologen, der uns bestätigte, daß Steven auf Milchprodukte, Pollen etc. allergisch reagierte, bekam das Kind Vivigan verordnet (ein Antiallergikum), das eine zerebrale Allergie bei Steven provozierte. Er konnte die Muskeln seiner Augen und seine Glieder nicht mehr kontrollieren, er hatte Gedächtnisverluste und autistische Krisen.

Nach dieser Erfahrung haben wir homöopathische Ärzte aufgesucht, aber Stevens Zustand verschlimmerte sich weiterhin. Danach ließen wir den Jungen zweimal operieren, Drainagen in seine Ohren legen, um Mittelohrentzündungen zu verhindern. Auch das brachte nichts. Nicht nur die Nächte gestalteten sich immer mühsamer. Von Feuer und Wasser war Steven beängstigend fasziniert; er stellte alles Mögliche damit an. Das Kind wurde immer mehr zum Störenfried und war auch selbst in seiner Grundstimmung unzufrieden. Es wurde immer schwieriger, fast unerträglich, mit ihm zu leben. Niemals konnte ich Anzeichen von Zuneigung feststellen. Unser gesamtes Familienleben wurde im Laufe der Zeit vollkommen zerstört.

Im Alter von 4½ Jahren entstanden auf Stevens linkem Schienbein zwei Auswüchse. Eine knochige Deformation erschien auf seinem Brustbein. Seine Verhaltensstörungen reichten von Hyperaktivität bis zu Momenten von Abwesenheit, in denen er eingeschlossen in seine Welt inkohärente Reden führte. Darüber hinaus wurde seine Haut wie Sand, Eruptionen erschienen, die schrecklich juckten, ebenso wie Probleme mit den Augen, ein schnell sich verschlimmerndes Schielen.

Wir haben von neuem eine Serie von Tests und Analysen machen lassen, um zu erfahren, daß Steven an den Symptomen einer Tumorkrankheit litt, die sich Granuloma Nodulare nennt.

Für Stevens weit gefächertes Krankheitsbild (knochige Deformierungen, Schielen, autistische Krisen, Hyperaktivität, Hautekzeme) hatte kein Doktor eine Wunderlösung, im Gegenteil, jede Verordnung der Ärzte verursachte mehr Störungen und schließlich verlor unser Sohn auch noch die Sicht auf seinem linken Auge.

Eines Tages, als ich hemmungslos weinend Steven von der Schule abholte, riet mir eine befreundete homöopathische Ärztin ein Buch zu lesen, das sie mir freundlicherweise geliehen hat: „La Drogue cachée – les phosphates alimentaires" von Hertha Hafer, ins Französische übersetzt von Luce Péclard. Ich habe dieses Werk gelesen und ich konnte nicht glauben, daß andere Familien dieselben Dramen auf verschiedenen Ebenen erlebt hatten. Nach der Lektüre leerte ich das Haus von allen Produkten, die auf ihren Umhüllungen Worte wie Farben, Bindemittel, Emulgatoren, Lecithin etc. trugen. Am 20. Oktober 94 fing ich die Entgiftungs-Diät mit Steven an. Von diesem Tage an erhielt mein Sohn eine Ernährung ohne Phosphate, entsprechend den Rezepten des Buches.

Welch‘ eine Überraschung! Steven wurde, von Tag zu Tag zunehmend, ein normales, liebes, freundliches und ausgeglichenes Kind.

Im November 1994 mußten wir noch einmal Analysen im Berner Spital machen lassen. Der Termin war vor Beginn der Diät festgelegt worden. Wir haben uns also für eine Woche dorthin begeben, wo Steven – trotz meiner Forderung nach phosphatreduzierter Kost – das übliche Patientenessen bekam. Darüber hinaus erhielt er zu Testzwecken, Bierhefe gereicht. Nach 24 Stunden begann Steven zu schwitzen. Seine Freundlichkeit verwandelte sich in Bitterkeit. Die Nächte mit Zähneknirschen, Alpdrücken, Weinen und Furcht kamen wieder. Alles wurde wie vorher, Steven ein unmögliches, unerträgliches Kind. Als Steven das Hospital verließ, hatte er einen dritten Tumor auf dem Schienbein.

Zu Hause haben wir Steven sofort wieder Diät gegeben. Nach sieben Tagen hatte unser Sohn sein Lächeln wiedergefunden und war in guter Stimmung. Er schlief nachts ganz sanft, sein Verhalten war das eines normalen Kindes. Er sprach wieder normal und hatte sein Gedächtnis wiedergefunden. Er war nicht mehr hyperaktiv, konnte sich konzentrieren, verbrachte lange Zeit mit Lesen, Malen und spielte in Harmonie mit seinen Freunden. Er hat das Alphabet gelernt und zeigt sich in allem wie ein Kind seines Alters. Er ist liebenswürdig, angenehm in der Familie und auch in der Schule, an Freunden interessiert und für sie interessant. Es gibt viele ‚Warum' und sicherlich auch einige Launen, wie sie eben Kinder seines Alters haben. Erstaunliches Resultat: Die Tumore resorbierten sich, die Mittelohrentzündungen verschwanden, das Schielen besserte sich mit einer Brille, das ganze Kind war ein anderes geworden. Wir haben jetzt ein Kind von guter Gesundheit – es ist nicht einmal mehr verschnupft." (Dieser Brief wurde von mir aus dem Französischen übersetzt.)

Der in diesem Brief geschilderte Fall zeigt exemplarisch die Breite des Spektrums.

1. Die Störung der Oberflächenflora verursacht die hartnäckigen Mittelohrentzündungen.

2. Die zerebrale Störung erzeugt die plötzliche Verfinsterung der Umweltbeziehungen, aber auch Hyperaktivität, die letztlich umschlägt in Autismus.

3. Die Störung der Muskelfunktion wirkt vor allem auf die Gesichtsmuskulatur und führte bei Steven zum Schielen.

4. Die Symptome am Kalkstoffwechsel werden deutlich durch Auswüchse am Schienbein und Brustbein. Bei einem Kind wie Steven sind die Abläufe anders als bei einer alten Frau, die unter Osteoporose leidet.

5. Die multiplen Allergien lassen darauf schließen, daß ein Grundvorgang im Stoffwechsel, der die Bildung von Histamin erleichtert, abgelaufen ist. (Siehe hierzu auch Seite 78/79/116).

6. Die Neurodermitis ist zurückzuführen auf die oxidative Verschiebung im Fettstoffwechsel, die zur Bildung von harten Fetten führt. Die Haut ist nicht mehr gleichmäßig „geölt", es werden harte Fette ausgeschieden.

Daß das Syndrom in seiner ganzen Fächerung durch Ernährung bedingt wird, zeigt sich dadurch, daß das gesamte Erscheinungsbild bei Veränderung der Kost in kürzester Zeit wegfällt.

Die Annahme, daß das Syndrom auf Kindheit und Jugend beschränkt sei, wird durch neuere Befunde immer mehr widerlegt. Wenn auch ein

Teil der Betroffenen die Erscheinungen „auswächst", so können sie bei anderen durch das ganze Leben hindurch bis ins hohe Alter bleiben. Das läßt sich leicht durch die seit 30 Jahren andauernde gravierende Veränderung der Ernährung erklären. Denn heute sind die ersten Generationen der zuerst beobachteten Betroffenen über das Jugendalter hinausgewachsen.

Der Auszug aus einem Brief, der uns in diesen Tagen aus Schweden erreichte, zeigt beispielhaft wie das Syndrom ein ganzes Menschenleben belastet und geprägt hat. Da heißt es:

„Es handelt sich um einen Mann, der jetzt 70 Jahre alt ist. Im Rückblick auf seine Kindheit und Jugend hat er da manches Symptom des verhaltensgestörten Kindes entdeckt, wenn auch in sehr abgeschwächter Form, so daß er in der Schule keine Probleme damit hatte. (Zappelphilip, Kaspereien, leichte Erregbarkeit von Jähzorn, wenn er geärgert wurde, starke Selbstbezogenheit). Die Pubertätsprobleme waren vielleicht nicht stärker als bei anderen Jugendlichen aber nicht normal vorübergehend, sondern sie hielten eigentlich bis ins hohe Alter hinein an, so daß er schon glaubte, sie bis ins Grab mitnehmen zu müssen. Es war für ihn besonders schwer zu ertragen, daß er auf Grund solcher inneren, stark zwangsbetonten Unruhe nicht das kontemplativ-meditative Leben führen konnte, das er immer anstrebte. Er hat jedoch sein Leben lang immer ohne Alkohol oder gar Drogen gelebt, abgesehen von der „heimlichen Droge Nahrungsphosphat". Nach der Umstellung auf phosphatreduzierte Kost dauerte es ein knappes halbes Jahr bis er zu seiner großen Überraschung konstatieren konnte, daß die genannten Probleme völlig von ihm abgefallen waren. Er konnte das nicht anders als ein großes Wunder auffassen. Nicht weniger überraschend war, daß kurze, aber kräftige Rückfälle eintraten, die sich aber immer auf ein deutliches Abweichen von der Diät am Vortage zurückführen ließen. Beim ersten Mal war es der Genuß von Soja in einer Suppe und Hafergebäck als Nachtisch. In zwei weiteren Fällen war es der Genuß von Torte und Gebäck bei Geburtstagsfesten. Und schließlich war es der Fall nach Injektion eines Beruhigungsmittels (etwas Morphiumähnliches) im Zusammenhang mit einer einfacheren Operation."

Ein alter Herr aus einer Familie, in welcher MzD und Asthma reichlich vorhanden waren, hatte lebenslang eine Ichthyosis gehabt, eine juckende, schuppende Hautkrankheit. Als er zu seiner Tochter zog, bei welcher phosphatreduzierte Kost üblich war, verlor er diese Beschwerden. Aber in einem Herbst, als er dem schönen Obst – Weintrauben und Äpfeln – nicht widerstehen konnte, erlitt er einen massiven Rückfall und hatte seine Ichthyosis wieder.

In einem Bericht der News Week vom 26. Juli 1993 wird über eine Untersuchung an Mittzwanzigern – also bereits erwachsenen Männern – berichtet, die 105 Hyperaktive 100 Kontrollpersonen gegenüberstellt. Danach sind 16 % der Hyperaktiven gegen 3 % der Kontrollen drogenabhängig geworden, 27 % gegenüber 8 % der Kontrollen hatten antisoziale Persönlichkeiten entwickelt.

Die Männer der hyperaktiven Gruppe waren in diesem Alter zweimal so häufig Festnahmen ausgesetzt, fünfmal so häufig wegen schwerer Delikte verurteilt und hatten neunmal häufiger eine Zeit im Gefängnis gesessen.

Das alles bestätigt unsere seit Jahren beschriebenen Beobachtungen und Erfahrungen.

3 Vorbeugung

3.1 Erkennung der Phosphatempfindlichkeit

Bis heute gibt es keine Methode, Phosphatempfindlichkeit zu heilen, aber es gibt Möglichkeiten zu prüfen, ob Beschwerden der beschriebenen Art auf Phosphatempfindlichkeit zurückgehen und nahrungsbedingt sind.

Wir schlagen die schon erwähnte und im Teil 5 aufgeführte 4-Tage-Diät vor, die auf steirische Hausmannskost zurückgeht und an einem 5 Jahre alten Jungen erprobt wurde. Nach 3 Tagen war er vollkommen normalisiert; seine Sprachstörung und Aggressivität waren verschwunden. Am 5. Tag bekam er ein Milchkakao-Frühstück und damit prompt einen Rückfall.

Mit dieser 4-Tage-Diät normalisierte Probanden lassen sich nun einwandfrei auf Phosphatempfindlichkeit testen, indem man ihnen nach Verschwinden der Symptome eine Kapsel mit reinem Phosphat gibt. Die Kapsel enthält ein Gemisch aus 76,9 mg Dinatriumhydrogenphosphat p. a. ($Na_2HPO_4 \cdot 2\ H_2O$) und 48,1 mg Kaliumdihydrogenphosphat p. a. (KH_2PO_4), entsprechend 75 mg PO_4. Jede Apotheke kann solche Kapseln nach diesen Angaben herstellen.

Innerhalb einer Reaktionszeit, die 15 Minuten bis mehrere Tage dauern kann, kehren die verschwundenen Symptome zurück, wenn sie auf Phosphatempfindlichkeit beruhen.

Wenn ein Kind auf diesen Versuch positiv anspricht, ist es zu empfehlen, auch alle übrigen Familienmitglieder auf die gleiche Weise zu testen.

Damit bekommt man auf eine zuverlässige Weise Klarheit darüber, wer phosphatempfindlich ist.

Verhütung der Störungen

Wir haben jetzt vier Hilfsmittel, mit denen es möglich ist, im Einzelfall eine phosphatempfindliche Person vor den Folgen der Intoxikation zu bewahren.

1. Methylphenidat · HCl (Ritalin)
2. Aluminiumhydroxyd (Aludrox, Antiphosphat)

3. Speiseessig

4. Phosphatreduzierte Kost

Methylphenidat · HCl ist eine sehr rasch wirkende Substanz, die mit bedenklichen Nebenwirkungen belastet ist. Es wirkt symptomatisch in der Art einer Schmerztablette. Die Anwendung sollte sich auf solche Fälle beschränken, bei welchen die Diät nicht anwendbar ist. Für eine Daueranwendung ist Ritalin (oder Amphetamin) wegen der Nebenwirkungen nicht geeignet. Aber sie ist solange vertretbar, bis der Betroffene aus dem Zustand der Widerborstigkeit herausgeholt ist, und er einsichtig genug geworden ist, sich an diese Diät zu halten, welche die gleiche Wirkung wie die Amphetaminderivate hat, ohne ihre Nebenwirkungen.

Aluminiumhydroxyd ist ein reines Prophylaktikum. Es entfernt Phosphat vor der Resorption aus dem Verdauungstrakt und verhütet daher Rückfälle der Phosphatintoxikation. Es ist bei Restaurantbesuchen, Kinderparties und Anlässen ähnlicher Art geeignet, die Folgen zu vermindern, sollte aber nur gelegentlich benutzt werden.

Speiseessig gleicht das Ungleichgewicht zwischen Essig- und Milchsäure einerseits, den Säuren des Zitronensäurezyklus andererseits aus. Dabei ist es völlig gleichgültig, was für einen Essig man nimmt und ob oder womit er konserviert ist. Er ist geeignet, das Befinden und die Leistungsfähigkeit Phosphatempfindlicher zu stabilisieren. Es gibt Mütter, die den Kindern Essigwasser oder -tee als Pausengetränk in die Schule mitgeben und die Kinder werden sich rasch bewußt, daß ihnen der Essig nützt.

Eine objektive Kontrolle hat man mit der Messung des pH-Werts im Nüchtern-Speichel, also morgens; der pH-Wert sollte unter den Wert 7.0 sinken.

Die Wirkung der Kombination von Essig und Diät ist so auffallend, die Betroffenen fühlen sich soviel wohler, daß es den Einsatz der Mühe um die Küche immer lohnt. Es können so auch die unerfreulichen Maßnahmen wie Einweisung in Sonderschulen und Sonderheime vermieden werden. Schulklassen, in denen nur verhaltensgestörte Kinder aller Art und verschiedensten Begabungsniveaus konzentriert sind, machen effektives Lernen – wozu primär die Schule dient – unmöglich.

Phosphatreduzierte Kost ist keine Diät im strengen Sinn (auch wenn das Wort Diät hier öfters verwendet wird), **sondern eine Kost-**

form, aus welcher Bestandteile entfernt wurden, die Personen mit Hirnfunktionsstörungen nicht vertrugen. Bei näherer Betrachtung stellt sich heraus, daß sie mit Ausnahme von Milch und Milchprodukten der Nahrung von vor 100 Jahren ungefähr entspricht.

Seit etwa 15 Jahren wird die von uns vorgeschlagene phosphatreduzierte Kost von Tausenden empfindlicher Personen mit großem Nutzen für ihr Befinden gegessen, ohne daß jemals eine Mangelerscheinung aufgetreten wäre. Wir haben niemals Mengen der „erlaubten" Nahrungsmittel begrenzt; Berechnungen für Mangelernährung hieraus sind also gar nicht durchführbar, obwohl sie offenbar nach uns nicht bekannten Kriterien ausgeführt wurden. Wir können also guten Gewissens unsere Diät als beste Möglichkeit zur Verhütung der Phosphatintoxikation weiterhin empfehlen.

Phosphatreduzierte Kost ist also keine besondere Nahrung, die man anderen nicht zumuten kann. Das zeigen unter anderem die vielen Familien, die mit allen Mitgliedern zu dieser Kost übergehen, wenn eine phosphatempfindliche Person damit anfing.

Empfehlungen zur Anwendung phosphatreduzierter Kost:

Phosphatempfindliche Personen neigen zu reaktivem Blutzuckermangel, der dazu führt, daß sie als Kinder in der Schule ab 11 Uhr eine Leistungsflaute haben. Man kann ihr dadurch begegnen, daß man kein süßes Frühstück gibt (Müsli u. a.). Graubrot mit Butter und Hartwurst oder wenig Marmelade ist empfehlenswert; Hartwurst begleitet von saurer Gurke als zweites Frühstück. Der berühmte Pausenapfel ist eine erfolgreiche Erfindung landwirtschaftlicher Verwertungskunst, hier aber wegen der Apfelsäure nicht geeignet.

Phosphatreduzierte Kost ist auch im Zuckergehalt herabgesetzt. Man gewöhnt sich rasch an den verminderten Zuckerkonsum, insbesondere bei den Obst- und Fruchtsaftgetränken, die überdies noch mit Apfel-, Zitronensäure und Phosphaten belastet sind, oder an süße Nachspeisen, die häufig mit den gleichen Säuren oder Lecithin belastet sind. Auch Kuchen gehören hierzu, wegen der dabei verwendeten Eier.

Eier sind wegen des darin enthaltenen Lecithins gefährlich; man kann seine Wirkung mit Aluminiumhydroxyd nicht ausschalten. **Für alle Soja-Produkte gilt wegen des Lecithins dasselbe.**

Wenn auch die Deklaration fertig verpackter Lebensmittel zu wünschen übrig läßt, ist sie immer noch besser als gar keine Deklaration. Brot im Supermarkt, das aus Mehl, Wasser, Hefe und Salz hergestellt und so deklariert ist, ist unbedenklich. Steht bei „Zusammensetzung" noch das Wort Emulgator, dann ist äußerste Vorsicht geboten, weil der Emulgator immer Lecithin sein könnte, aber als solches nicht deklariert ist, was im übrigen für alle Produkte gilt, bei welchen Emulgatoren angegeben sind. Auch phosphorylierte Stärke wird der Kennzeichnung entzogen, weil sie als Lebensmittel und nicht als Zusatzstoff behandelt wird.

Natürlich könnten die Deklarationen so vollständig sein wie in den USA, wo der Einfluß der Nahrung auf das Verhalten seit etwa 20 Jahren aufmerksam verfolgt wird. Ein vom Originaletikett übersetztes Beispiel wird hier wiedergegeben, um zu zeigen, welchen Grad von Information die Food and Drug Administration durchgesetzt hat. Dort geht es.

Paniertes Kalbshacksteak mit Käsekruste und Tomatensoße
(Veal Parmigiano with Tomato Sauce)

Zutaten:

Hacksteak: Kalbfleisch, Rindfleisch, Wasser, Sojaprotein-Konzentrat, Getreide, Brotkrumen, Zwiebeln, Zucker, Salz, Mononatriumglutamat, Gewürze, Knoblauchpulver. In einem Teig aus:

Wasser, Maismehl, Weizenmehl, Stärke, Salz, Dextrose, saurem Natriumpyrophosphat, Natriumbikarbonat.

Paniert mit:
Weizenmehl, Dextrose, Zucker, Salz, Sojaoel, Paprika-Oleoresin, natürlichem Aroma. Die Kruste ist mit Paprika gefärbt.

Weiter:
Wasser, Tomatenpaste, Stärke, Zucker, imitierter Parmesankäse aus Wasser, Natriumkaseinat, hydriertem Sojaoel, Tapiokamehl, Salz, Tricalciumphosphat, Adipinsäure, künstlichen Farben und Aromen, Mononatriumglutamat, Kaliumsorbat (Konservierungsmittel), Käse (Parmesan und Mozzarella), Salz, hydriertes Pflanzenprotein, entwässerte Zwiebeln, mit Enzymen angedauter Käse, (Parmesan und Romano aus Kuhmilch), Mononatriumglutamat, Mehl, Zwiebelpulver, Gewürze, Knoblauchpulver. Rote-Beete-Pulver, Zitronensäure,

Paprika, Carboxymethylzellulose, Pflanzenoelbase (Teilhydriertes Pflanzenoel), Laktose, Natriumkaseinat, Dikaliumphosphat, Natriumaluminosilikat, Tricalciumphosphat, Butylhydroxyanisol.

Die Fachwelt und die Bundesregierung bestehen darauf, von uns statistisch relevante Versuchs-Resultate zu sehen an ausreichend großen Probandenzahlen, ehe sie beginnen wollen, sich zu bemühen, was wir mangels einer Klinik natürlich nicht liefern können. In den USA, wo man sehr viel mehr Erfahrung mit Diäten hat als hier, wird neuerdings das Kind als seine eigene Kontrollperson angesehen, ein Vorgehen, das wir vom ersten Tag an angewandt haben und für richtig und sinnvoll halten. Als Beispiel für methodisches Vorgehen wird die Arbeit: „Disruptive Behaviour: A Dietary Approach" von *Dan O'Bannion, Betty Armstrong, Ruth Ann Cummings* and *Judy Stange* von der North Texas State University, publiziert im „Journal of Autism and Childhood Schizophrenia" Vol. 8, No. 5, 1978, pag. 325–337 herangezogen.

Wir haben es sehr viel einfacher, weil wir nicht nach zahllosen Allergenen ohne einheitliches Konzept suchen müssen und weil wir mit der Alkalose einen einfachen Indikator für den Rückfall haben. Wir denken, daß eine Erprobung davon ausgehen kann, daß der Status des Probanden festgehalten wird: Anamnese und Diagnose. Die Störung wird mit Essig abgestellt und der sich nach ca. 30 Minuten einstellende Zustand mit dem Anfangsbefund verglichen. Der Proband bekommt dann für 4–5 Tage eine phosphatreduzierte Kost nach unserer Vorschrift, um den Zustand nicht zu verändern. Danach wird er mit 125 mg Phosphat-Puffer nach *Sörensen*, entsprechend 75 mg PO_4, (siehe Seite 112) – vom pH 6.9 – in Kapsel belastet und der resultierende Zustand mit dem Status vorher verglichen. Damit ist der Test beendet; man kann jedoch den Rückfall, der durch die Kapsel verursacht wird, durch Essig abstellen. Es können beliebig viele Kinder teilnehmen, wenn die Nahrung ausreichend kontrolliert werden kann. Das ist natürlich sehr viel einfacher als der Zwang, jedes einzelne Lebensmittel auf seine MzD-erzeugende Wirkung hin zu testen – unter Verhaltensbeobachtung über Wochen. Die von *O'Bannion* und seinen Mitarbeitern gemachten Beobachtungen stimmen vollständig mit den unsrigen überein, sie haben sogar gesehen, meines Wissens zum ersten Mal in der US-Literatur, daß der Störeffekt eines Nahrungsmittels bis zu 3 Tagen anhalten kann, was wir seit 1975 berichten.

Psychologische Tests und noch mehr die psychiatrischen Begutachtungen im Rechtsbereich haben gezeigt, daß das derzeitige Instrumentarium ungenügend und irreführend ist. Es existiert keine in Meßwerten ausdrückbare Vergleichsbasis, das Spektrum der Ausfälle in Neocortex und Stirnhirn wird als solches nicht erfaßt, es werden willkürliche Einzelverhaltensweisen herausgesucht. Beim Vergleich mit sich selbst sind die Veränderungen aber objektivierbar, was angesichts des breiten Feldes von Symptomen der MzD, die von schlechter Laune bis zu mörderischen Impulsen reichen und andererseits von Hypoglykämien bis zu allergischen Attacken, endlich zu einer Beschreibung des Syndroms führen wird, die mit der Wirklichkeit übereinstimmt. Die unzureichende Diagnostik führt dazu, daß Menschen im Zustand der Phosphatintoxikation fälschlich als schizoid beurteilt werden, und das würde sich nicht durch Diät abstellen lassen. Es gibt wirklich keinen Bereich staatlichen Wirkens, in dem an diesen Personen nicht gesündigt wird. Selbst die Phosphatliga, unsere Vereinigung so vieler Menschen mit dem gleichgerichteten Interesse, eine Nahrung zu finden, die Empfindliche symptomfrei erhält, kann bis jetzt praktisch nichts bezwecken gegen das elementare Interesse so vieler anderer Institutionen an der Aufrechterhaltung des derzeitigen Zustandes in allen Bereichen. Lebensmittelmarkt, Medizin, Rechtspflege, Schule und Erziehung. Revierverteidigung und Aufrechterhaltung der Machtpositionen, wie sie *MacLean* für das Reptiliengehirn beschrieb.

3.2 Phosphatreduzierte Ernährung in öffentlichen Einrichtungen

In den Einrichtungen, in denen Menschen aller Altersstufen mehr oder weniger unter Zwang oder der Ungunst der Verhältnisse gemeinsam verpflegt werden, weiß man meistens nichts über die Zusammenhänge zwischen Nahrung und menschlichem Verhalten; es wird also von daher nichts für die Vorbeugung getan. Wir haben bisher keine Möglichkeit, irgendwelchen Einfluß auf die Ernährung in solchen Einrichtungen zu nehmen (auch einsichtige Ärzte, die gerne phosphatfreie Kost eingeführt hätten, konnten nichts erreichen). Das beginnt beim Säuglingsheim und endet nach Kinderheim, Strafanstalten, Nervenkliniken beim Altersheim. Jeder phosphatempfindliche Mensch, der an einer solchen Gemeinschaftsverpflegung teilnehmen muß, sollte das Recht haben, eine phosphatreduzierte Kost zu verlangen, sie notfalls einzuklagen, weil mit der Normalkost die körperliche und psychische Unversehrtheit nicht gewährleistet ist. In diesen Einrichtungen wird auch diagnostiziert und beurteilt – mit weitreichenden Folgen für das Schicksal der Insassen. Niemand bekommt dabei einen „normalen" Menschen ohne phosphatbedingte Hirnstörung zu sehen. (Die Möglichkeit, mit Essig MzD in kurzer Zeit abzustellen, könnte darin Abhilfe schaffen.) Niemand, auch die Fachärzte nicht, weiß bisher, daß man einen verhaltensgestörten Menschen normalisieren muß und erst danach beurteilen darf, wenn über sein Schicksal gesprochen werden soll. So liegt der IQ im Zustand der MzD etwa 20 Punkte unter dem Resultat am normalisierten Menschen, und 20 Punkte entsprechen einem Unterschied z.B. zwischen normalbegabt und debil oder zwischen begabt und hochbegabt. Wenn also für Schule und Strafjustiz täglich viele solcher Menschen untersucht und bewertet werden, dann müssen Methoden angewandt – und teilweise erst gefunden – werden, die objektive Aussagen machen.

„Detention homes" haben in den Staaten der Westküste allein durch Eliminierung von Frischgetränken, Süßigkeiten und Milch Rückgänge von Unruhe und Aggressivität um 45 % erlebt, und die Veränderung des Verhaltens war so gravierend, daß Insassen und Personal um Fortführung der Diät baten, als die Versuchsperiode abgelaufen war. Ein vergleichbarer Verlauf ergab sich im schon erwähnten Landeskrankenhaus in Marl-Simsen.

Die Ersparnis für die öffentliche Hand, die entsteht, wenn ein Kind nicht in einer öffentlichen Anstalt untergebracht werden muß, wird in den USA auf jährlich 2000–4000 Dollar veranschlagt und diese Kosten dürften bei uns ähnlich sein. Zahlen liegen nicht vor.

Es soll noch kurz darauf hingewiesen werden, wie sich MzD auswirken kann, wenn sie durch Alkohol und den Effekt von „Masse", der an sich schon dehumanisierend ist, potenziert wird. Das war beispielhaft bei der Katastrophe im Brüsseler Heysel-Stadion anläßlich des Europacup-Endspiels zwischen Juventus Turin und dem FC Liverpool zu beobachten, wo Fanatismus, aus phosphatreicher Ernährung (englisches Frühstück) resultierende MzD-Anlage und übermäßiger Alkoholkonsum die Entstehung eines Unglücks begünstigten, an dem sich vollständige Enthemmung dokumentierte. Der Verlauf entsprach auch weiterhin einem Ausbruch von Verhaltensstörung, als sich nach dem Schock sofort Ernüchterung einstellte und die Krawallmacher, eher begossenen Pudeln vergleichbar, aus dem Stadion trotteten. Die Krawalle waren kein Einzelereignis: sie kommen noch immer überall vor. Immerhin ist ein Alkoholverbot ein Schritt in die richtige Richtung.

4 Diät- und Medikamentenhinweise

1. Halten Sie sich strikt an die Anweisungen. Essen oder kaufen Sie nichts, was wir als nachteilig bezeichnet haben oder was Sie nicht eindeutig kennen.

2. Die ganze Familie sollte die gleiche Kost essen. Das phosphatempfindliche Mitglied ist kein Paria oder krank; es wird auch nicht der einzige phosphatempfindliche Teil der Familie sein.

3. Wie schon dargelegt, ist es schwierig, versteckte Phosphate zu finden. Fragen Sie bei den Zentralen der großen Lebensmittelkonzerne nach, die über Laboratorien verfügen und gewöhnlich sehr genau Bescheid wissen. Sie geben normalerweise eine korrekte Auskunft.

4. Der angefügte einfache Speiseplan für 4 Tage will Ihnen ein Beispiel liefern und helfen, gleich mit der Diät anzufangen.

5. Die Deklaration der verwendeten Hilfs- und Zusatzstoffe ist oft unzulänglich, aber das wird erst besser, wenn die ungenaue Kennzeichnung merklichen Ärger verursacht. Kaufen Sie nichts, bei dem Sie nicht genau erkennen können, was verwendet worden ist. „Erlaubte Hilfsstoffe" und ähnliche Bezeichnungen sind für unsere Phosphatempfindlichen völlig illusorisch. Wir müssen z.B. erfahren, ob Phosphate oder Lecithin verwendet werden. Fragen Sie den Hersteller danach und lassen Sie ihn wissen, daß Sie mit seiner Kennzeichnung nicht zufrieden sind.

6. Verfallen Sie nicht in Hysterie und Panik angesichts der vielen Stoffe, die den Lebensmitteln zugesetzt werden.

Es wurde z.B. gegen Beta-Karotin angegangen. Das ist kein Gift, sondern der Farbstoff der Karotten.

Antioxydantien im Speiseöl sind um so notwendiger, je hochwertiger das Öl ist. Beim Ranzigwerden ungesättigter Fettsäuren bilden sich Peroxyde, die kanzerogen sind. Ein gut vor Oxydation geschütztes Öl ist einem solchen ohne Zusatz vorzuziehen, so wie die Dinge nun einmal liegen und das Öl nicht mehr vom Rapsfeld beim Nachbarn kommt.

7. Die Gefahr für unsere Familien geht vom Phosphat und gleichartig wirkenden Stoffen aus, von Milch, Eiern, Südfrüchten, Kakao, Nüssen,

Zucker; also von der landwirtschaftlichen Überproduktion, vom Importdruck der Dritten Welt und von der Suggestion, daß nur Mangel schaden könne. Daß Übermaß viel schlimmer ist, wird erst langsam begriffen.

8. Für die Zubereitung phosphatreduzierter Mahlzeiten wird auf das im gleichen Verlag erschienene Kochbuch von Sylvia Schulz hingewiesen: „Phosphatreduziert kochen für das hyperaktive Kind."

Sollten bei Ihrem Kind trotz phosphatreduzierter Mahlzeiten Rückfälle auftreten, ist die strikte Befolgung der angegebenen Grundregeln ratsam (z. B. 4-Tage-Diät).

Allzuoft werden bei nicht erklärbaren Rückfällen Auslöser wie Farbstoffe, Konservierungsmittel, Zusatzstoffe u. a. benannt, ohne dafür einen positiven Beweis zu erbringen.

So wurden beispielsweise Farbstoffe in Kaugummi und Gummibärchen als Auslöser bezeichnet, weil nicht bekannt war, daß im Kaugummi Lecithin und in Gummibärchen bis 1 % Zitronensäure enthalten sein können. Es lohnt sich, nach den versteckten Auslösern zu suchen.

Keine Bedenken	**Vorsicht! Nicht essen!**
Guten Appetit!	Rückfallgefahr!

Backwaren

Graubrot
Weißbrot, Brötchen und
    Feinbackwaren, wenn mit
    Hefe oder Weinsteinback-
    pulver hergestellt, ohne
    Lecithin und Milch bzw.
    -pulver
Mürbeteig
Brandteig
Strudel- und Pie-Teig
Zutaten: Zitronat, Orangeat,
    Rosinen, Kokosraspeln
    statt Nüssen
Weitere Treibmittel: Sauer-
    teig, Pottasche, Hirsch-
    hornsalz, Natriumbikarbo-
    nat, Weinsteinbackpulver
	alle übrigen Feinbackwaren
	alles aus Vollkorn,
	    auch Knäckebrot
	Weißbrot und Brötchen,
	    wenn Bestandteile nicht
	    genau bekannt sind
	Tiefkühlteige
	    Kuchenfertigmehle
	vorgebackene Kuchen und
	    Brötchen
	Phosphatbackpulver

Keine Bedenken Guten Appetit!	**Vorsicht! Nicht essen!** Rückfallgefahr!

Fleisch

Schieres Fleisch aller Arten, auch gepökelt und geräuchert Fleischbrühe **nur** mit dem darin gekochten Fleisch Geflügel, Wild auch tiefgekühlt Hartwurst, wie Salami, Cervelatwurst (**nicht** Cervelas), Katenwurst Rauchfleisch, roher Schinken, Bündnerfleisch Speck und andere tierische Fette Würstchen mit Milcheiweiß (gekennzeichnet); gelegentlich und sparsam	Wurst- und Fleischwaren, die mit Phosphatzusatz hergestellt sind, wie Frischwurst, gekochter Schinken, Fleischkäse, Hackbraten, gefüllte Braten **Kennzeichnungspflichtig** Innereien. Nieren, Leber, Hirn, Bries Fleischbrühe **ohne** Fleisch Hähnchensticks

Fisch

Fische, Schalentiere, frisch und tiefgekühlt Ölsardinen und andere in Öl eingelegte Fische	tiefgefrorene Fischstäbchen Fischkonserven, Räucherfische

Keine Bedenken	Vorsicht! Nicht essen!
Keine Bedenken	**Vorsicht! Nicht essen!**
Guten Appetit!	Rückfallgefahr!

Milchprodukte

Butter unbegrenzt
Sahne süß und sauer, wenn
  unbehandelt
Hartkäse in kleinen Mengen
  als Brot**belag**
  Quark als Brotaufstrich
  (dünn)
Eis aus Schlagsahne und
  Obstpüree, selbstgemacht
	Milch, auch nicht in kleinen
	  Mengen
	Sauermilch, Yoghurt
	  Schmelz- und Kochkäse
	Quark- und Käsegerichte,
	  wie Quarkkuchen und
	  -auflauf, Fondue, Raclette
	  u. a.
	Magermilchpulver, **auch** in
	  Fertiglebensmitteln
	Margarine
	Fertigeis

Eier

Eiweiß unbeschränkt	Eigelb

Keine Bedenken	**Vorsicht! Nicht essen!**
Guten Appetit!	Rückfallgefahr!

Obst/Gemüse

Gemüse, auch tiefgefroren und als Konserven	Pilze
Salate	Gemüsemais
Kartoffeln, Kartoffelbrei mit Butter und Wasser selbst herstellen	Sojabohnen und -produkte (Tofu u. a.)
grüne Erbsen und Bohnen in mäßigen Mengen	Hülsenfrüchte (Erbsen, Bohnen, Linsen)
Obst, sehr reif (Äpfel, Birnen, Pflaumen, Sommerfrüchte usw.) als Dessert	Zitrusfrüchte (Orangen, Zitronen, Limonen, Grapefruit)
Obstkonserven ohne den Zuckersaft	Tomaten
Marmeladen und Honig als Brotaufstrich, sparsam	Tomatenmark
Pommes frites, Pommes Chips selbstgemacht	
Essiggurken und andere Essiggemüse	

Keine Bedenken	**Vorsicht! Nicht essen!**
Guten Appetit!	Rückfallgefahr!

Kohlenhydrate

Reis, Grieß, Sago Teigwaren aus Hartweizen- grieß reines Weizen- und Roggen- mehl Puddingpulver zum Kochen (mit Sahne und Wasser) Mais-, Reis-, Kartoffelstärke Fruchtzucker (Fructose)	alles aus Hafer alle Getreideflocken und Müsli „parboiled"-Reis kaltlösliche Puddingpulver „instant"-Stärken (phosphorylierte Stärken, kalt löslich) Traubenzucker Eierteigwaren Zucker Honig

Getränke

Mineral- und Leitungs- wasser alle Arten von Tee Bohnenkaffee Apfel-, Kirsch-, Johannisbeer- saft, mit Wasser verdünnt	Säfte aus Zitrusfrüchten Fertiggetränke auf Basis Fruchtsaft oder Cola „instant"-Getränke, auch auf Milchbasis, Ovomaltine Malzkaffee alkoholische Getränke, auch Malzbier

Keine Bedenken	Vorsicht! Nicht essen!
Guten Appetit!	Rückfallgefahr!

Verschiedenes

---

alle pflanzlichen Öle und Fette, z.B. Kokosfett	alle Arten von Nüssen und Zubereitungen, wie Nougat, Marzipan, Nußpasten u. ä.
Kokosraspel	Kastanien und -püree
Puffreis-Schokolade in kleinsten Mengen	Mandeln
alle Gewürze	Popcorn
Senf	alles aus Kakao, auch Schokolade
Essig	Mayonnaise, Fertigsaucen
Aromen	Beutelsuppen, Fleischbrühe
Pektin	Ketchup
Süßstoffe	Hefepasten
	Kaugummi (Lecithin!)
	Gummi-Bärchen (Zitronensäure)

| Unbedenkliche Arzneimittel | Nicht einnehmen! |

| Besondere Vorsicht bei Medikamenten |

Ärzte und Apotheker immer über die Phosphatempfindlichkeit des Patienten aufklären!

Aspirin, auch mit Vitamin C
Schnupfentropfen
Hustensaft ohne Husten-
blocker oder Codein
Tromcardin
  Sedatussin
  Calciumlactat Pulver

Medikamente können MzD
  erzeugen, so z.B.
alle Beruhigungs- und Schlaf-
  mittel (Sedativa und Hyp-
  notika)
Tranquilizer mit sedativer
  Wirkung, z.B. Valium
Antihistaminika, wegen der
  sedativen Nebenwirkung.
  (Soweit möglich, durch
  Calcium-Brausetabletten
  und Vitamin C ersetzen).
Lecithinhaltige, sog. Kräfti-
  gungsmittel, auch Nucleo-
  tid-Präparate
Frubiase-Calcium-Ampullen
  (wegen Phosphorsäure)
Codein (Hustenmittel)
Antibiotika
  (Arzt entscheidet)
Vorsicht mit alkoholhaltigen
  Medikamenten (Sirupe,
  Tinkturen)
Lokalanaesthesie **mit** Adre-
  nalin
Calcium-Sandoz-Brause-
  tabletten

5   Vier-Tage-Diät

1. Tag
Frühstück: Tee, Butterbrot, Erdbeermarmelade
Mittag: Gekochtes Rindfleisch, Gemüse, Kartoffeln
Abend: Tee, Butterbrot, Salami, saure Gurke

2. Tag
Frühstück: Tee, Butterbrot, Honig
Mittag: Grillhuhn, Reis (nicht parboiled), Salat, Obst (sehr reif)
Abend: Tee, Thunfisch in Öl, Brot, saure Gurke

3. Tag
Frühstück: Kaffee mit Sahne, Butterbrot, Marmelade
Mittag: Gedämpfter Fisch mit Gemüse und Kartoffeln
Abend: Tee, Brot, Salami, Essiggurken

4. Tag
Frühstück: Tee, Brot, Butter, Marmelade
Mittag: Reisfleisch, Salat, reifes Obst
Abend: Kaffee mit Sahne oder Tee, Brot, Butter, Salami, saure
             Gurke

Brot war jeweils österreichisches Standard-Graubrot aus Mehl, Wasser, Hefe, Salz. Tee war schwarzer Tee, Kaffee war Bohnenkaffee. Die Mengen sind nicht begrenzt.

6 Zusammenfassung

Phosphatintoxikation

Es handelt sich um eine einheitliche Störung, die das Anpassungs-system betrifft, und die bei bestimmten Menschenvarianten **vorwie-gend** durch Phosphate im Übermaß in der Nahrung initiiert wird.

Weitere Auslöser:

1. Zucker
   vor allem Traubenzucker in jeglicher Form, auch als Fruchtsirup und Honig. Fruchtzucker ist harmloser; Stärke wird von manchen Kin-dern so schnell (in Traubenzucker) aufgespalten, daß sie davon Rückfälle bekommen

2. Säuren des Zitronensäurezyklus, wie Zitronensäure, Apfelsäure, Bernsteinsäure

3. Eiweißanabole Substanzen
   z.B. männliche Hormone und Progesteronabkömmlinge (Puber-tät!!)

4. Lecithin

5. Hyperventilation
   übermäßige Abatmung von Kohlendioxyd und/oder Zufuhr von Sauerstoff (Sport, Schwimmen in kaltem Wasser)

6. Erholungsphase nach Streß
   (Fieber, Reisen)

Folgen:

1. Hirnfunktionsstörung (Noradrenalin betreffend)
   Hyperaktivität bis Hypoaktivität und Autismus
   Asoziale und antisoziale Verhaltensweisen; Impulskriminalität, die aus der Kombination von Unruhe und Antriebslosigkeit resultiert
   Störungen der Muskelfunktion
   Augen nicht zentrieren können
   Legasthenie und Störungen der Lautbildung
   Berührungsscheu
   Nicht hinhören können

2. Mineralstoffwechsel
Calcium: Osteoporose, Knochenheilungsstörungen, Störungen der Erregbarkeit (Krämpfe), Pylorusspasmen und Pseudokrupp
Kalium und Magnesium: Muskuläre Koordination und Herzmuskelstörungen

3. Allergien
Asthma, Heuschnupfen, Urticaria, allergische Ekzeme

4. Hautkrankheiten
Ichthyosis; Neurodermitis; Haut, die „sauer gepuffert" gepflegt werden muß

5. Vasomotorische Störungen
Migräne

6. Störungen der Magen-Darm-Funktion
Ulcera von Magen und Zwölffingerdarm

Opfer:

Wen trifft die Phosphatintoxikation?

Sie betrifft Menschen, die 1931 von *Jahn* als Menschen mit „überkompensierender Entsäuerung", und etwas früher von *Kretschmer* als Leptosome und Athletiker definiert wurden. Sie sind erkennbar an der alkalotischen Verschiebung des Stoffwechsels, die am pH-Wert des Speichels (Aktivität der Carboanhydratasen) gemessen werden kann. 1987 hat *Vandewalle*, Paris, durch Muskelbiopsien objektiviert, daß Dauersportler überwiegend rote, oxidierende Muskelfasern, Kraftsportler überwiegend weiße, milchsäurebildende Muskelfasern besitzen, ein äußerst wichtiges Persönlichkeitszeichen, das mit den von *Jahn* gefundenden Stoffwechseleigenschaften bei den gleichen Sportlergruppen übereinstimmt.

Phosphatempfindlich sind Menschen mit überwiegend roten Muskelfasern (Leptosome, Dauersportler).

7 Literatur

Adler, S. J. MD, Your Overactive Child, how to help him, Insight Publishing, Los Angeles 1980.

Alabiso, F., Inhibitory Functions of Attention in Reducing Hyperactive Behaviour, Amer. J. Ment. Defic., 77: 250 ff. (1972).

Alexander, J., Boyle, A. J., Iseri, L. T., Caighney, R. S. LC. and *Myers*, Am. J. Medicine 11 (1951), S. 517.

Angermeier, M. (Hrsg.), Legasthenie, Fischer-Taschenbuch 1977.

Arnold, Eysenck, Meli, Lexikon der Psychologie, Sp. 1057/58, Freiburg 1980.

Bachmann, Marc R., Lebensmitteltechnologie im Kreuzfeuer der Meinung, Chimia. 42 (1988) Nr. 1 Januar pag. 8.

Bachmann, Peter, Das hyperkinetische Syndrom im Kindesalter, Hans Huber, Bern 1974.

Bachmann, Peter, Einfluß von Nahrungsphosphaten auf kindliche Verhaltensstörungen. Ein Forschungsthema in der Schweiz? Schweizerische Ärztezeitung, Bd. 68, 1987, Heft 37.

Battle, E. S., Lacey, B., A Context for Hyperactive Child Syndrome, over Time: Child Development 43: 757 ff. (1972).

Becker, W. C., Engelmann, S., Thomas, D. R., Teaching – A Course in Applied Psychology, Science Research Associates, Chicago 1981.

Bell, R. Rainess, Draper, H. H., Tang, F. Y. M., Shin, H. K., Schmidt, R. G., Physiological Responses of Human Adults to Foods Containing Phosphate, Additives, Journ. Nutrition, 107: 42 ff. (1977).

Berger, E., Minimale zerebrale Dysfunktion bei Kindern, Kritischer Literaturüberblick, Hans Huber, Bern/Stuttgart 1977.

Birkmeyer, Walter, Die Behandlung der Depression, Der informierte Apotheker I (1974), S. 24–27.

Bonting, S. L., The Effect of a Prolonged Intake of Phosphoric Acid and Citric Acid in Rats. Diss. Amsterdam 1952.

Borbély, Alexander, Die Suche nach dem Wirkungsort von Pharmaka im Gehirn, Antrittsvorlesung a. d. med. Fakultät d. Univ. Zürich, Neue Zürcher Ztg. v. 13. 3. 1973, S. 23.

Bower, B. K., Mercer, C. D., Hyperactivity, Etiology and Intervention, The Journal of School Health 45: 195 ff. (1975).

Bradley, C., The Behavoir of Children Receiving Benzedrine, American Journal of Psychiatry, 94: 577–585 (1973).

Brenner, A. and *Wapnir, R. A.*, A Pyridoxine-Dependent Behavioral Disorder Unmasked by Isoniazid, Amer. Journ. Diseases of Children, 132, S. 773, 1978.

Bundeskriminalamt, Polizeiliche Kriminalstatistik der Bundesrepublik Deutschland, jährlich herausgegeben, z. Zt. letztes Jahr 1982; daneben Zeitreihen von 1955 bis 1978 und 1977 bis 1981.

Cane, Mc. R. A. and *Widdowson, Elsie M.*, The Role of Inorganic Substances in the Nutrition of Aged Persons. Preisvortrag 1970. Ausgewählte Themen über moderne Ernährung. Herausgeber Ettore Rossi, Panscientia Verlag, Bern 1988.

Childers, A. T., Hyperactivity in Children Having Behavior Disorders, Journal of Orthopsychiatry, 5: 227–243 (1935).

CIBA-GEIGY, Minimal Brain Dysfunction in Children, a Profile. CIBA Pharmaceutical Company, Sumnit, New Jersey, 07091. Aug. 1979.

Coleman, M. et al., Internat. Symposion on Serotonin. Ref. Selecta (1976), H. 2, S. 98.

Conners, Keith C., Gayette, Charles H., Southwick, Deborah H., Lees, James H. and *Paul A., Androulonis*, Food Additives and Hyperkineses, Pediatrics 58, (1976), S. 154–166.

Crook, W. G., Harrison, W. E., Crawford, S. E. and *Emerson, B. S.*, Systemic Manifestations Due to Allergy, Pediatrics 27: 790, 1961.

Crook, W. G., The Allergic Tension-Fatigue Syndrome, Pediatrics Annals, October 1974, Insight Publishing Co., New York.

Crook, W. G., Food Allergy – The Great Masquerader, Pediatric Clinic of North America, 22: 227 ff. (1975).

Crook, W. G., Can What a Child eats make him Dull, Stupid or Hyperactive?, Journ. of Learning Disabilities, 13: 53 ff. (1980).

Cruickshank, W. M. (Hrsg.), Psychology of Exceptional Children and Youth, Englewood Cliffe, Prentice Hall, 1971.

Darrow, D. C., Schwartz, R., Janicchi, J. F. and *Colville, F.*, Journ. Clin. Investigat., 27 (1948), S. 198.

Declerck, A., Syndrome Hyperkinétique, Acta Paediatrica Belgica, 24, (1970) S. 587–605, u. S. 587 und 601.

Declerck, A., zitiert bei, International Study Group on Child Neurology, Syndrome Hyperkinétique, Acta Paediatrica Belgica, 24: 587 ff. (1970).

Douglas, I. V., Sustained Attention and Impulse Control: Implications for the Handicapped Child, US-Department of Health, Education and Welfare Publ. No (OE) 73–05000, 1974.

Droese, W., Reinken, L. and *Stolley, H.*, Phosphatzusätze zur Nahrung – Hyperkinetisches Syndrom: eine unbewiesene Behauptung, Ernährungsumschau 25: 12 (1978).

Dussard, Thierry, Records: Le Champion se fabrique an labo, Le Point No 781, 7. Sept. 1987 pag 53.

Ebaugh, F. G., Neuropsychiatric Sequelae of Acute Epidemic Encephalitis in Children, American Journal of Diseases of Children, 25: 89–97 (1923).

Eichholtz, F., Riverson, E. A., Klinke, J. D., Das kalkulierte Risiko der Polyphosphate, Therapeutische Umschau Jg. XX, Heft 3 (1963).

Eichsleder, W., Zur Behandlung konzentrationsgestörter, hyperaktiver Kinder mit DL-Amphetamin, Tägl. Praxis 16, (1975) S. 563–592.

Euromed 1974, H. 3, S. 106/107, Plötzlicher Kindestod. Im Schlaf. Neuere Theorien zur Aetiologie.

Eysenck, H. J., Kriminalität und Persönlichkeit, Ullstein Materialien, Frankfurt 1980.

133

Fazekas, J. G., Gewichtszunahme bei Menschen infolge Ammoniumchlorid-Behandlung, Endokrinologie 32: 289–295, 1955.

Fazekas, J. G., Mästung durch Steigerung der Nebennierenfunktion, Acta. medica Szeged. Tom. XII (1949), Fasc. 2.

Fazekas, G., Die chemischen Veränderungen des Blutes bei experimenteller Ammoniakvergiftung, Arch. f. exp. Pathol. u. Pharmakol. 180: 93, 1935.

ders., Die Veränderungen des Blutchemismus bei exp. Laugenvergiftung, Arch. exp. Path. u. Pharmakol. 184: 587, 1937.

ders., Die Steigerung der Nebennierenfunktion, Arch. exp. Pathol. u. Pharmakol. 198: 165, 1941.

ders., Milcherzeugung bei virginellen Kaninchen durch Behandlung mit einfachen Verbindungen ohne Hormondarreichung, Endokrinologie 30: 45, 1953.

ders., Experimentelle Angaben zur Beeinflußung der Ovarialfunktion, Endokrinologie 30: 45, 1953.

Feingold, Ben F., Why your Child is Hyperactive, Random House, New York 1974.

Feinstrom, J. D., How Food Affects Your Brain, Nutrition Action 6: 5–7, 1979. Ebenda *Schoenthaler, St.*, Über den Versuch im Tidewater Detention Home.

Fingerhut, M., Ruf, F. und *Lang, K.*, Zur Frage der Resorption von Polyphosphaten, Ztschr. f. Ernährungswissenschaft, 6: 288, 1966.

Flade, S., Christoph-Lemcke, Ch., ARD Fernsehsendung vom 10. 11. 1980, Ratgeber Schule/Beruf (Bayr. Rundfunk, Red. Erziehungswissenschaften).

Fleckenstein, A., Der Kalium-Natrium-Austausch als Energieprinzip in Muskel und Nerv. Springer, Berlin 1955, S. 27 ff.

Friedrich, M. H., Psychotherapeutische Verfahren in Ernst Berger: Minimale cerebrale Dysfunktion bei Kindern S. 196 ff. Huber, Bern 1977.

Glowinsky, Jaques and *Baldesarini, Ross*, Metabolism of Norepinephrine in the Central Nervous System. Pharmacological Reviews 18, (1966), No. 4, S. 1201 ff.

Grasser, H. H., Hafer, Hertha und *Lammers, Th.*, Über den endogenen Schutzfaktor gegen Zahnkaries in Tierversuchen an der Ratte. Ärztl. Forschung 11, (1957), S. I/520–529.

Gruskin, Amer. Journal of Surgery, 49: 49, 1940.

Hafer, Hertha, Einflüsse des Gesamtstoffwechsels auf die chemischen Eigenschaften des Speichels. Ztschr. f. prophylakt. Med. (1957) Nr. 3, S. 2–7.

Hafer, Hertha, Über den Einfluß der Ascorbinsäure auf die menschliche Mundflora, Journ. dent. belge 1959, S. 187–198.

Hafer, Hertha, Lammers, Th., Biologie der Zahnkaries, Hüthig Verlag, Heidelberg 1956; Energiestoffwechsel und Säure-Basen-Haushalt, S. 159–170.

Hafer, Hertha, Diskussionsbemerkung zu Spranger in Mainzer Allg. Zeitung vom 24./25. 6. 1978 (Vgl. Spranger, Prof. Dr. Interview mit …).

Hafer, Hertha, Erwiderung auf Walther, B. et al in Mschr. f. Kinderheilkunde 129: 56–57 (1981) mit abschließender Bermerkung von Walther. (Vgl. auch Walther et al, Verändert …).

Hafer, Hertha, Über den derzeitigen Stand des Chlorophyll-Problems, Deutsche Apothekerzeitung 96. Jg. Nr. 18, S. 392–394, 1956.

Harbauer, H., Lempp, R., Nissen, G., Strunk, P., Lehrbuch der speziellen Kinder- und Jugendpsychiatrie, 2. Auflage, Springer, Berlin 1974.

Harbauer, H., Einführung in die Kinder- und Jugendpsychiatrie, Aerzte-Verlag, Köln-Lövenich.

Hellbrügge, Th., Unser Montessori-Modell, München 1979.

Hemminger, H. J., Kindheit als Schicksal, Hamburg 1982.

Hippchen, L., Ecologic-Biochemical Approaches to Treatment of Delinquents and Criminals, Van Nostrand-Reinhild, London/New York 1978.

Hittmair, A., Wissenschaft vom Urlaub, Münchner Med. Wochenschr. 101 (1959), S. 1321–1333.

Höfle, K.-H., Hyperaktive Kinder – Zu wenig Magnesium im Blut, Medical Tribune vom 2. März 1979 (Leserbrief).

Hohmann, L. B., Post-Encephalitic Behavior Disorders in Children, Johns Hopkins Hospital Bulletin 33: 372–375 (1922).

Jackson, D. D., Reunion of Identical Twins, raised apart, reveals some astonishing similarities, Smithsoniean, 11: 48–56, 1980.

Jacobson, M., For the Eighties, Food and Behavoir 6: 3–4, Nr. 12/1979.

Jahn, D., Internistische Beiträge zur Kretschmerschen Konstitutionslehre, Deutsche med. Wochenschr. 77: 176–180, 1952; vgl. auch Arch. Klin. Medizin 170 (1931), S. 26.

Kety, Seymour, Central Catecholamines in Neuropsychiatric Disorders, Pharmacological Reviews 18 (1966) S. 792 ff.

Kieffer, P., Spurenelemente steuern die Gesundheit, Sandoz Bulletin Nr. 51–53, 1979.

Kindermann, W., Kritisches Alter – Die Fünfzehnjährigen, Bild der Wissenschaft 10/1981.

Kloehn, E., Verhaltensstörungen – eine neue Krankheit? Mosaik-Verlag, München 1977.

Kretschmer, E., Geniale Menschen, 5. Aufl., Springer, Berlin 1958.

Kretschmer, E., Körperbau und Charakter, 26. Aufl., Springer, Berlin 1977.

Krieger, R., Zeitschr. f. Entwicklungsphysiologie und pädagog. Psychologie, H. 4, 1976, ref. Umschau 77 (1977), H. 1, S. 193.

Kubin, A., Aus meinem Leben, DTV, München 1977.

Kühne, K., Schoen, R., Die Konzentrationsänderung der Elektrolyte im Plasma und im Herzmuskel unter Digitalis und ihr Einfluß auf die Digitaliswirkung, Schweiz. Med. Woschr. 1957, Beiheft zu Nr. 14: 365.

Lampert. H., in de Rudder und *Linke* (ed.), Biologie der Großstadt, Steinkopff, Dresden 1940.

Landolo, C., Policlinico (Sez. Pratica) 1957, H. 31, S. 1146, zit. Merckscher Monatsspiegel, 6, Heft 12.

Lange, R., Das Rätsel Kriminalität, Frankfurt 1970.

Lauersen, Fritz, Über gesundheitliche Bedenken bei der Verwendung von Phosphorsäure und primärem Phosphat in Erfrischungsgetränken, Zeitschr. Lebensmittel Unters. u. Forschg. 96: 418 (1953).

Lempp, R., Frühkindliche Hirnschädigung und Neurose, Huber, Bern 1964.

Lempp, R., Ursachen von Lernstörungen und ihre Bedeutung für die Entwicklung und das Verhalten der Kinder, Praxis der Psychotherapie, XVI/1971.

Lempp, Reinhart, Lernerfolg oder Schulversagen, München 1971, S. 55 ff.

Lempp, Reinhart, Verhaltensstörungen im Kindesalter. 4. Verhaltensstörungen bei Schulkindern, Tägl. Praxis 17 (1976), S. 503–506.

Lenhard, Hans W., Wenn Kinder Scheiben einwerfen, in der Klasse ständig stören oder sich vor Schularbeiten drücken – dann hilft keine Strafe, sondern ein Arzt. Bildzeitung vom 28. Sept. 1970.

Loth, Helmut, Sympathicomimetica und Sympathicolytica, Pharmazie in unserer Zeit **3** (1974), Nr. 2, S. 33 ff.

Löwnau, H. W., Vortrag a. d. 24. Tagung d. Nordwestf. Ges. f. Kinderheilkunde. 6.–8. 6. 1975, Ref. Selecta 46 (1975), S. 4264–4266.

Mackarness, R., Allergie gegen Nahrungsmittel und Chemikalien, Paracelsus Verlag, 1980.

Mac Lean, Paul D., An Evolutionary Approach to Brain Research on Prosematic (Nonverbal) Behavior (ohne Jahr); Reprint. Labor of Brain Evolution des US Department of Health, Education and Welfare.

Mac Lean, Paul D., Contrasting Functions of Limbic and Neocortical Systems of the Brain and their Relevance to to Psychophysiogical Aspects of Medicine, The American Journal of Medicine, Vol XXV, S. 611 ff., 1958.

Mac Lean, Paul D., Sensory and Perspective Factors in Emotional Functions of the Triune Brain; Reprint of the US Department of Health, Education and Welfare, NIH aus Emotions-Their Parameters and Measurement, Raven Press, New York 1975.

Mac Lean, Paul D., A Mind of three minds, Educating the triune Brain, 77th Yearbook of the National Society for the Study of Education, 1978, S. 308 ff.

Maickel, R. P., Cox, R. H., Ksir, C. J., Snodgrass, W. R. and *Miller, F. P.,* Some Aspects of the behavioral Pharmacology of the Amphetamines, in Amphetamines and Related Compounds, Proc. of the Mario Negri Inst. for Pharmacological Res. Milan, Raven Press, New York 1970.

Martin, Daniel M., Hyperkinetic Behavior Disorders in Children. Clinical Results with Methylphenidate Hydrochloride, Western Medicine 8 (1967), H. 1, S. 23–27.

Mergen, A., Die Kriminologie, Eine systematische Darstellung, 3. Auflage, Vahlen, München, 1995.

Mintz, Morton, Hyperactivity in Children linked to Food Additives, The Washington Post, 29. 10. 1973 (A 9).

Molitch, M., and *Eccles, A. K.,* Effect of Benzedrine Sulfate on Intelligence Scores of Children, American Journal of Psychiatry, 94: 587–590 (1937).

Müller-Küppers, Manfred, Das leicht hirngeschädigte Kind. Hippokrates, Stuttgart 1969, S. 16/17.

Müller-Küppers, M., Medical Tribune, Leserbrief. Vasomotorische Rhinitis. Gibt's da Außenseitermittel?

Müller, Peter, Zur Wirkung von Methylphenidat bei Kindern mit erethischem Syndrom, Prax. Kinderpsycho., 20 (1971), H. 2, S. 71–74.

Neill, A. S., Theorie und Praxis der antiautoritären Erziehung, Rowohlt, Hamburg 1969, S. 99.

Oxford International Study Group von 1962. Zit. bei Ben F. Feingold: Why your Child is Hyperactive, Random House, New York 1974, S. 18.

Petzet, Heinr. W., Kubin, A., Kartograph des Schattenreiches, Weltkunst, 1977, H. 9, S. 925.
Pichotka, J., von Kügelgen, B. und Damann, R., Die Bedeutung der Schilddrüse für die Temperaturregulation, Arch. exp. Path. Pharmakol. 220 (1953), 398.
Pirlet, K., Die Lampert'sche Reaktionstypenlehre in ihrer Bedeutung f. d. ärztl. Praxis, Der Landarzt 28 (1952), H. 14, S. 1–11.
Pontius, A. und *Walker, N. K.,* Rep. No. 63 Amer. Psychiatr. Ass. Ann. Conf. Miami May 1976. Electronic Test Data (ZITA/EDT) compared with the hypothesis that 85 of MBD is a Frontal Lobe System Dysfunction.
Poustka, F., Schwarzbauh, H., Eisert, H. G., in: Ernst Berger, Minimale cerebrale Dysfunktion bei Kindern, S. 169–196, Huber, Bern 1977.

Rapp, D., Allergies and the Hyperactive Child, Cornerstone Library, Simon and Schuster, New York 1980.
Ross, D. M. and *Ross, Sh. M.,* Hyperactivity – Research, Theory and Action, John Wilex and sons, New York 1976.

Schauss, A. G., Behaviour Problems and Biochemicals, Science News, April 1981.
Schauss, A. G., Diet, Crime and Delinquency, Parker House, Berkeley/California 1983.
Schmidt, M. H., Das hyperkinetische Syndrom im Kindesalter, Ztschr. f. Kinder- und Jugendpsychiatrie, Bd. I, 3: 250–270 (1973).
Schmidt, M. H. Behandlung des hyperkinetischen Syndroms bei Kindern unter Berücksichtigung von Aetiologie und Pathogenese, Pädiatr. Praxis, 14: 205–214, 1974.
Schmidt, M. H., Verhaltensstörungen bei sehr hoher Intelligenz. Huber, Bern 1977.
Schmidt-Gayk, H., Kohlmeier, M., Hitzler, W., Der Phosphatbedarf des Menschen, Akt. Ernähr. II (1986), S. 142–144.
Schoenthaler, St., vgl. bei Feinstrom.
Seelig, M. S., Vitamin D and Cardiovascular, Renal and Brain Damage in Infancy and Childhood, Annals of the New York Acad. of Sciences Vol 147, Art. 15, S. 537–582.
Selbach, H., Fortschritte der Neurologie, 17: 129 und 151 (1949) zit. bei Frowein und Harrer, Vegetativ endokrine Diagnostik, Urban u. Schwarzenberg, Berlin 1957, S. 12.

137

Selecta 1974. Nr. 47, S. 4222 ff., Biologische Aspekte der Schizophrenie. Vorträge auf dem Science Writer's Seminar on a Biological View of Mental Illness, New York 3. Mai 1974.

Selye, Hans, Experimental Production of Endomyocardial Fibrosis, The Lancet 1958, S. 1351–1353.

ders., Humoral Conditioning for Production of Acute Massive Myocardial Necroses by Neuromuscular Exertion, Proc. Soc. Exp. Biol. Med. 96 (1957) S. 512–514.

ders., Erzeugung der Phosphat-Steroid-Kardiopathie durch verschiedene Steroid-Hormon-Derivate, Ztschr. f. Kreislaufforsch. 47 (1958), S. 318–326.

ders., Prevention of the Phosphate-Steroid-Cardiopathy by Various Electrolytes, American Heart Journ. 55 (1958), S. 163–173.

ders., Humoral Conditioning for the Production of a Suppurative Acute Myocarditis by the Oral Administration of Sodium Phosphate, Amer. Heart Journ. 55 (1958), S. 1–7.

ders., Nonspecifity of the Mechanism that Elicits Myocardial Necroses in Humorally Conditioned Rats, Endocrinology 62 (1958), S. 541–543.

ders., The Humoral Production of Cardial Infarcts, Brit. Med. Journ. 1 (1958), S. 599–603.

ders., Synergism between Mineralo- and Glucocorticoids in the Production of the Phosphate-Steroid-Cardiopathy, Acta Endocrinologica 28 (1958), III, S. 279–282.

ders., On the Site of Interaction between Na H_2 PO_4 and $MgCl_2$ or K Cl in the Prevention of the Phosphate-Steroid Cardiopathy, Acta Endocrinologica 28, III (1958), S. 273–278.

ders., und *Renaud, Serge,* Prévention par la chlorure de potassium d'une Myocardite purulente expérimentale, La Presse médicale 66 (1958), S. 99–101.

Shaywitz, S. E., Cohen, D. J., Shaywitz, B. A., Biochemische Basis der Minimal Brain Dysfunction, The Journal of Pediatrics 92: 179 ff., 1978.

Silbergeld, E. K., Goldbey, A. M., Leadinduced behavioral dysfunction: Animal Model of Hyperactivity, Exper. Neurol. 42, 1974, S. 146–157. Zit. bei 39a.

Sinz, D., Neuentdeckt, Léon Spillaert, ein Außenseiter gewinnt an Bedeutung, Artis 33: H. 12, S. 37, 1981.

Smith, Lendon, Feed Your Kids right, Mac Graw Hill, 1979.

Sommer, Erika, Diktat Note 6, Klett Verlag, Stuttgart 1973.

Spranger, Prof. Dr., Interview mit …, Normalkost macht viele Kinder krank, und: Phosphatarme Diät ist umstritten, Mainzer Allgem. Zeitung vom 4. 6. 1978. Diskussionsbemerkung dazu von Hafer, H., ebenda vom 24./25. 6. 1978.

Still, G. F., The Coulstonian Lectures on Some Abnormal Physical Conditions in Children, Lancet, 1: 1008–1012, 1077–1082, 1163–1168 (1902).

Stolley, H., Kersting, M., Droese, W. und Reinken, L., Bemerkungen zu einer sogenannten phosphatarmen Diät für Kinder mit hyperkinetischem Syndrom, Mschr. f. Kinderheilkunde, 127: 450 ff. (1979) (Vgl. auch bei Droese.)

Strauss, A. A. and Kephart N. C., Psychopathology and Education of the Brain-injured Child, Vol II. Progress in Theory and Clinic. Grune and Stratton, New York 1955.

Strecker, E. A. and *Ebaugh, F.*, Neuropsychiatric Sequelae of Cerebral Trauma in Children, Archives of Neurology and Psychiatry, 12: 443–453 (1924).

Tower, D., (NIH Bethesda), 13, Kongreß der Intern. Liga gegen Epilepsie in Amsterdam, Ref. Euromed Nr. 2, S. 144, 1978.

Ungerstedt, Urban, Stereotaxic Mapping of the Monoamine Pathways in the Rat Brain zit. b. Borbély, Acta physiologica Scandinav., 1971, Suppl 376, S. 1–48.

Van Genderen, H., Report on the Activities of the National Institute of Public Health in the Netherlands in the Field of Food Additives. (1949–1955) zit. bei Phosphat-Symposion 1956, Ludwigshafen, Benckiser, Ludwigshafen, 1956, S. 93; ders., Die Pharmakologie der kondensierten Phosphate im Zusammenhang mit der Anwendung dieser Stoffe als Lebensmittelzusätze, ebendort, S. 147–157.
Van Genderen, H., Phosphatbedarf und Grenzen der Phosphatzufuhr, Ztschr. f. Ernährungswissenschaft, Suppl. I, S. 32–43, 1961.

Walther, B., Dieterich, E., Spranger, J., Verändert Nahrungsphosphat neurophysiologische Funktionen und Verhaltensmerkmale hyperkinetischer und impulsiver Kinder?, Mschr. f. Kinderheilkunde 128: 382–385 (1980) (Vgl. auch Hafer, H., Erwiderung …).
Weiss, G. and *Hechtmann, L.*, The Hyperactive Child Syndrome, Science Vol. 205: 28 (1979).
Wender, P. J., Minimal Dysfunktion in Children, John Wilex and sons, New York 1971.
Whalen, C. and *Henker, B.*, (Hrsg.), Hyperactive Children. The Social Ecology of Indentification and Treatment, Academic Press inc., London 1980.
Winter, Peter, Der Einsame am „Ball der toten Ratten". „du", Europäische Kunstzeitschrift, Zürich März 1978.

Verschiedene Berichte, Aufsätze, Meldungen aus der Presse, u. a.

„Zappeln bezwungen", Der Spiegel vom 9. 11. 1970.
Hot Dogs and Hyperkinesis, Newsweek vom 9. 7. 1973.
„Fehl am Platz", Der Spiegel Nr. 45/1975.
Wenn die Schrift aussieht wie Drahtverhau, Heptner in Frankf. Allgemeine Zeitung vom 10. 12. 1975.
Hilfe für bewegungsgestörte Kinder, Mainzer Allgem. Zeitung vom 26. 10. 1976.
Elfjähriger Junge erstach Schwester, Mainzer Allgem. Zeitung vom 4. 5. 1977.
Frauen im Untergrund, Etwas Irrationales, Der Spiegel vom 8. 7. 1977.
Phosphatarme Diät ist noch umstritten, Interview mit Prof. Dr. Spranger, Mainzer Allgem. Zeitung vom 10. 6. 1978.
Berichte über die Ernährungsversuche des Jugendamtes in Rückersdorf, Nürnberger Zeitung und Nürnberger Nachrichten zwischen 25. März und 10. April 1979.
Normalkost macht viele Kinder krank, Mainzer Allgem. Zeitung vom 4. 6. 1979.
Unruhigen Kindern kann geholfen werden, Zeitschrift „Eltern" vom Januar 1981.
Mit Fünfzig aus Gesundheitsgründen pensioniert … Neue Züricher Zeitung vom 6. 6. 1981.

Weiterer Rat zum Thema Phosphat

Phosphatreduziert kochen für das hyperaktive Kind

Rezepte und Ratschläge für Eltern und Jugendliche

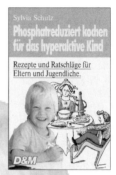

Von Sylvia Schulz. 2., überarbeitete Auflage 1993. 102 Seiten. Kartoniert. DM/sFr 16,80 öS 123,- ISBN 3-8226-1893-4

„Hyperaktive Kinder sind oft zappelig, unkonzentriert und aggressiv, weil sie empfindlich auf bestimmte Stoffe in der Nahrung reagieren. Die Autorin gibt in ihrem Buch Betroffenen leicht verständliche Hilfestellung, wie sie mit der Phosphatempfindlichkeit ihres Kindes richtig umgehen. Über abwechslungsreiche Rezepte hinaus, findet man neben wichtigen Einkaufs- und Zubereitungstips ebenso Möglichkeiten, herkömmliche Rezepte auf einfache Weise umzustellen." *Natürlich*

Schulversagen durch falsche Ernährung

Selbsthilfe bei Phosphatempfindlichkeit und Allergie

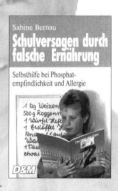

Von Sabine Bernau. 2. Auflage 1994. 230 Seiten. Kartoniert. DM/sFr 18,80 137,- ISBN 3-7785-2346-5

Aus eigener Erfahrung beschreibt die Autorin die Möglichkeiten durch gezielte Ernährungsumstellung, begleitende Maßnahmen der Naturheilkunde, bes. Therapie- und Diagnosemöglichkeiten sowie einer umfassenden Veränderung der Lebensumstände körperlicher und seelischer Art, Hilfen zu geben, um betroffenen Kindern den Weg zu einem gesünderen Leben zu ermöglichen.

Hüthig Fachverlage
Im Weiher 10, D-69121 Heidelberg
Fax 0 62 21/489 205, Internet http://www.huethig.de

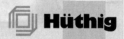 **Hüthig**